Omerta
dans les labos pharmaceutiques

Dr Bernard Dalbergue
Avec Anne-Laure Barret

Omerta
dans les labos pharmaceutiques

Flammarion

ISBN : 978-2-0813-1264-7

« Plus d'une vérité est restée longtemps
ou totalement sans effet,
simplement parce que personne n'a envisagé
qu'elle pût devenir réalité. »

Albert Schweitzer,
Prix Nobel de la paix, Oslo, 4 novembre 1954.

Préface

Les mauvaises langues de Saint-Germain-des-Prés assurent que les éditeurs ne lisent jamais les manuscrits arrivés par la Poste. La preuve que si : le texte écrit par le docteur Bernard Dalbergue a été épluché, disséqué, annoté avant d'atterrir sur mon bureau.

Je suis journaliste spécialisée en santé, Flammarion voulait en avoir le cœur net : que penser du témoignage de ce médecin passé par trois laboratoires pharmaceutiques ? N'était-ce pas trop sévère pour être vrai ? Cette plongée inédite dans le quotidien de l'industrie constituait-elle un récit fidèle ou le brûlot déformant d'un homme aigri ?

À la première lecture, j'ai été saisie par le caractère exceptionnel de ce document, qui révèle l'autre côté du rideau marketing, là où se fabriquent les médicaments, les stratégies et les secrets industriels ; là où se concoctent les argumentaires de vente et les campagnes de communication.

Avec la révélation du scandale du Mediator, les failles du système sanitaire sont apparues au grand jour. À tel point que, dans les conversations quotidiennes, dans le miroir médiatique, les laboratoires ont souvent pris la figure inquiétante de grands méchants loups capitalistes plus préoccupés par le profit que par la santé publique. Au-delà de la défiance, de la caricature et du préjugé, qui sont-ils vraiment ? Comment travaillent leurs salariés ? Comment s'attirent-ils les bonnes grâces du corps médical, de la recherche publique et des autorités de santé ? Bernard Dalbergue lève un coin du voile sur ces questions qui nous concernent tous.

À la deuxième lecture, j'ai douté. C'est un des impératifs catégoriques de mon métier : ne pas faire confiance d'emblée, penser contre soi. Et si le docteur Dalbergue exagérait, comme un amant déçu brûle ce qu'il a adoré ? Plusieurs rendez-vous successifs m'ont convaincue de la sincérité de sa démarche. D'abord parce que ce bosseur ultrarationnel et maniaque n'affirme rien qu'il ne peut prouver. Dans sa mallette, pas de stéthoscope, mais des publications scientifiques, des avis d'agences sanitaires, la liste des sommes versées pour assurer la promotion de telle ou telle molécule arrivant sur le marché.

Un récit est d'autant plus crédible qu'il est nuancé, gris comme la vie, complexe. Tel est le propos de Bernard Dalbergue : âpre mais pas implacable, attendri parfois, optimiste puisqu'il porte en lui un appel au changement. Son but : donner du sens à son expérience professionnelle, utiliser son cas particulier pour peser sur le débat.

Par définition subjective, sa peinture a vocation à être complétée. Cette première pierre incitera peut-être des laboratoires pharmaceutiques à baisser les ponts-levis bien huilés de la communication ; des agences officielles à continuer leur marche vers une résistance face aux influences souterraines et une plus grande transparence des décisions ; des experts à se questionner sur la véritable nature de leurs liens avec l'industrie.

Certes, ces relations ont été abondamment explorées dans plusieurs ouvrages critiques sur « Big Pharma », les multinationales du médicament. Mais ces livres, écrits de l'extérieur, gardent une part d'ombre que ce témoignage vient éclairer. Ou comment un médecin ayant travaillé successivement dans trois multinationales met les secrets de famille sur la place publique. L'auteur raconte ses années de formation à l'art de la manipulation, l'argent qui coule à flots, les séminaires au soleil où le personnel est formaté. Il décortique ses relations avec des praticiens de terrain ou des pontes des CHU en manque de financements publics, crédules à l'occasion, parfois vénaux, dont l'industrie cultive l'amitié pour booster les ventes de médicaments. Enfin, il retrace la scène qui a changé sa vie. Ce jour où il refuse de continuer à payer, dans l'opacité, un hospitalier chargé par les autorités de santé d'évaluer une nouvelle molécule.

Sa chronique de l'intérieur donne au lecteur l'envie de le suivre dans ses pistes de réformes. Une meilleure surveillance du médicament permettra de diminuer les ravages causés par ses effets secondaires. Chaque année, 18 000 personnes meurent d'accidents médicamenteux en France, 200 000 en Europe. Bien sûr, il y a toujours un risque à se soigner, en général bien inférieur au bénéfice du traitement. Mais beaucoup de décès pourraient être évités à condition de mieux et de moins prescrire.

On dira peut-être de Bernard Dalbergue qu'il est un « anti-pharma ». À tort. C'est un lanceur d'alerte. Gamin, il a baigné dans la mythologie de l'industrie. Aujourd'hui quinquagénaire, ses yeux brillent quand il évoque tous les « grands médicaments » qui sauvent des vies. Son propos n'est pas de descendre les labos mais bien de les défendre – contre eux-mêmes.

Anne-Laure Barret, 17 novembre 2013.

1

La ligne rouge

Quartier d'affaires de la Défense, 2 décembre 2010. Cet après-midi, il règne un silence de jour d'examen dans la salle de réunion du PDG. Avec la directrice juridique et le responsable de l'éthique, nous avons les yeux fixés sur une feuille noircie de chiffres. Des sommes colossales ont été dépensées pour arriver à un but que je ne peux pas cautionner. Mais pourquoi risquer de compromettre le lancement imminent d'un médicament miracle, un probable jackpot mondial à 1 milliard d'euros ? Quel gâchis pour une molécule pleine d'avenir qui aurait pu s'imposer en toute légalité ! Les vrais progrès sont devenus tellement rares dans notre industrie pharmaceutique en panne d'innovation.

Durant la discussion, j'évite de trop parler. Mon regard s'échappe par la baie vitrée, comme si j'avais déjà rangé sur un cintre mon costume de cadre modèle. Comme moi, mes collègues, deux très hauts cadres de mon laboratoire, s'inquiètent : depuis des mois, notre filiale française d'une multinationale américaine rémunère discrètement un expert public pour qu'il fasse le lobbying de notre nouveau remède. Ce médecin, également salarié d'un grand hôpital, écume les colloques médicaux pour jouer au VRP avec la bénédiction d'une cadre de direction commerciale du labo, également présente à la réunion de crise. Ses speechs pleins de courbes prometteuses sont calibrés au mot près. Je suis bien placé pour le savoir : en tant que médecin responsable de ce médicament au sein du département médical du labo, je valide ses présentations. Aux États-Unis, la maison mère est tellement satisfaite de cet employé fantôme qu'elle va lui offrir plusieurs vols en business pour venir animer le même genre de topos.

Rémunérer un praticien du public, c'est légal, courant mais jusqu'à un certain point seulement. Depuis quelques jours, des messages d'avertissement venus de la direction aux États-Unis atterrissent dans nos boîtes mail. Le rappel à l'ordre est clair : notre filiale est soumise à la loi américaine anticorruption et celle-ci impose de cesser de payer le docteur. Quelle tuile : notre campagne de promotion doit se poursuivre au moins jusqu'au lancement officiel du médicament. Dans un cas pareil, le PDG prend ses responsabilités. D'où cette convocation autour de la grande table rectangulaire, au sommet de notre tour de verre et d'acier. La directrice juridique se lance d'une voix hésitante :

— Nous avons fait le compte : entre ce qui est déjà prévu et ce qui se profile l'an prochain, nous allons lui verser une somme considérable. On va payer des amendes et aller en prison !

Pour se rassurer, la directrice juridique cherche du regard le chef de l'éthique. Mais notre allié semble abasourdi par le hiatus entre la danse de l'addition folle qui s'étale devant son nez et le sens théorique de sa mission.

— Oui, se contente-t-il de répondre.

Je ferme les yeux. Certain que le PDG va mettre fin à la dérive qui nous donne des sueurs froides depuis des semaines. Les montants accordés au super-VRP sont exorbitants, mais le plus grave, c'est qu'il officie comme expert auprès de l'Agence du médicament[1]. Un de ses rapports, très élogieux pour notre molécule, a permis à ma société d'arracher une autorisation temporaire de commercialisation. À la clef, de juteuses préventes. Le hic, c'est que le docteur a omis de déclarer sa proximité avec nous. C'est une situation de grave conflit d'intérêts : sa petite personne a primé sur la santé publique. Même si la loi française est moins sévère que d'autres législations, il a commis un délit. Mais pas seul : l'industriel qui paie en toute opacité un fonctionnaire sait où il met les pieds. Tout le monde risque gros.

Je crois rêver. Le patron reste en retrait tandis que la cadre de direction commerciale, muette jusqu'à présent, entame un grand numéro de funambule. C'est elle qui a mis en selle le French doctor. Elle qui a choisi ce praticien assoiffé de reconnaissance. Elle qui lui réserve des couettes moelleuses dans les meilleurs hôtels. Elle a besoin du médecin-VRP pour assurer son futur chiffre d'affaires.

— On peut bien sûr revoir certains projets, mais c'est surtout la maison mère qui le paie pour des prestations à l'étranger.

Avec son discours ambivalent, ma collègue a clairement pour objectif de faire sauter tous les verrous légaux. Ne pas nier l'évidence pour mieux faire avancer ses pions, son pion, en l'occurrence.

— Bon, on voit ce qui peut être annulé ou décalé et éventuellement discuté avec la maison mère, conclut le PDG.

1. Par commodité, nous appellerons Agence du médicament l'Agence nationale de sécurité du médicament et des produits de santé (ANSM), qui portait le nom d'Afssaps jusqu'en 2012.

D'une simple phrase, il vient de clore ce jeu de ni oui ni non. Même si ce n'est pas dit clairement, la commerciale a gagné la bataille. Non, on ne met pas le médecin-VRP au chômage technique. Oui, le business prime sur la déontologie.

Sur ces mots, il se lève et se dirige nonchalamment vers la directrice juridique en arborant un sourire enjoué. Ne surtout pas se fier à sa mine bonhomme. Nous avons, les uns et les autres, appris de longue date à flairer les humeurs cachées de nos dirigeants. Ce sont, comme nous, des professionnels de la dissimulation qui travestissent leurs émotions. Ses yeux se remplissent d'encre à mesure qu'il se rapproche de notre collègue, toute ratatinée sur son siège. Il pose sa main droite sur l'épaule de la pauvre femme avant d'asséner :

— Ne t'inquiète pas, je te prêterai de l'argent !

Sous-entendu : « Si tu dois payer une amende, je t'aiderai. » Il n'a pas poussé l'ironie jusqu'à lui promettre des oranges en prison. La directrice juridique grimace. Au bout de ses doigts, la feuille de papier remplie de chiffres tremblote. Tête rentrée dans les épaules, monsieur Éthique ne voit pas le PDG se pencher vers lui en le fusillant du regard.

— N'est-ce pas ? lâche ce dernier du même ton théâtral.

— Il y a aussi un problème avec la loi anti-cadeaux, renchérit la commerciale, profitant de l'avantage que lui donne notre supérieur. Les verrous sont trop stricts. 45 euros le repas maximum ! Comment faire manger correctement des médecins à ce prix-là ?

— C'est vrai, opine le PDG. Comment voulez-vous que je leur paie le cognac et un cigare à un tarif pareil ? Tant qu'on y est, j'aimerais que vous mettiez en place une procédure spéciale pour que les membres du comité de direction et moi-même puissions être exemptés de ce plafond ridicule.

Est-ce une blague pour mieux assommer les putschistes ou une requête qui sera vite oubliée ? Les deux vaincus du jour partagent mon incrédulité, et répondent en chœur :

— C'est pas possible, c'est pas possible. La loi...

Quelques instants plus tard, nous passons en revue, comme si de rien n'était, chacune des activités rémunérées du praticien. De bonnes résolutions sont prises, comme demander à la maison mère de renoncer à certains engagements auprès de lui. Nous faisons semblant de croire que les Américains, les maîtres de la compagnie, vont obéir à nos injonctions. Comme prévu, l'ambitieux docteur poursuit son intense collaboration transatlantique. La direction juridique et celle de l'éthique reçoivent régulièrement des alertes des États-Unis leur signalant que les limites annuelles de paiement approchent.

À la fin de la réunion, tout le monde accroche un sourire à ses lèvres, mais personne n'est dupe. Le boss vient de tordre le cou aux inquiétudes déontologiques de la directrice juridique et du responsable de l'éthique. Preuve que l'affaire est de la plus haute importance, il décroche lui-même son téléphone, le lendemain matin, pour discuter avec le médecin en question. Un mail nous résume leur conversation. « Ses déclarations de conflits d'intérêts potentiels sont à jour. » Tiens, joli lapsus ! L'expression consacrée est « déclaration d'intérêts », destinée justement à prévenir d'éventuels « conflits » qui, eux, posent problème... Le PDG précise que le médecin a quitté ses fonctions d'expert auprès de l'Agence du médicament « sur les dossiers nous touchant de près ».

Circulez, esprits inquiets et tatillons, il n'y a plus rien à voir !

Cet après-midi-là, je redescends dans mon bureau sans piper mot. À qui pourrais-je me confier ? Seule une poignée de collègues partagent ma révolte. Et ceux qui pensent comme moi musellent leur esprit critique : les plus jeunes sont tenus par leurs crédits immobiliers ; les anciens espèrent négocier une retraite dorée. Je me replonge dans mes dossiers, mais, enfin, ma décision est prise : je vais partir. Dire non, ou plus exactement refuser de commettre de nouvelles infractions à mes principes. La seule inconnue concerne les conditions de mon départ : vais-je mettre les voiles de mon propre chef ou être poussé dehors ?

Plusieurs jours après cette réunion, ma plus proche collaboratrice me demande de valider les factures destinées à payer le médecin.

— Non.

— Signe-les, sinon on va se faire engueuler.

— Non, je ne peux pas. C'est de la corruption.

Le mot me brûlait, me brûle toujours les lèvres. Pendant longtemps, je n'ai osé raconter cette scène qu'à un cercle très restreint d'intimes. Il m'a fallu des mois de réflexion, après mon départ de l'entreprise, pour décider de révéler ce que j'avais pu observer. Dans mon esprit, il ne s'agit pas seulement de dénoncer la rémunération occulte d'un expert public par une société pharmaceutique, mais bien de mettre au jour un certain nombre de pratiques douteuses.

Grâce à l'acharnement d'Irène Frachon, tout le monde connaît les dégâts causés par le Mediator. Les médias ont présenté son fabricant, le laboratoire Servier, comme le mouton noir de notre secteur, mais celui-ci reste présumé innocent dans l'attente de son jugement. Il n'a pourtant pas le monopole du flirt avec les limites. Je mesure le risque que je prends à lever le secret sur ma vie professionnelle passée, mais je n'ai pas d'autre choix. Même si je n'ai pas exercé depuis vingt ans, j'ai été formé à la médecine, je reste médecin. Pour moi, l'intérêt des patients prime sur la loyauté envers un ancien employeur.

La santé n'est pas un domaine comme un autre. Fouler aux pieds l'éthique, c'est, pour un industriel qui aveugle les autorités sanitaires, faire courir plus de risques aux malades. Le chercheur bordelais Bernard Begaud a fait sensation lors du premier procès Mediator, début 2013. À la barre, ce spécialiste a estimé que les accidents médicamenteux tuaient au moins 18 000 personnes chaque année en France. C'est cinq fois plus que le nombre de morts sur la route. Une évaluation de la Commission européenne avance, elle, le chiffre de 200 000 victimes dans l'Union. Mais, en France, cette hécatombe laisse indifférent. Qui s'en émeut, à part la pneumologue Irène Frachon, le député Gérard Bapt, les médecins Philippe Even et Bernard Debré, les rédacteurs anonymes de la revue *Prescrire* ou les animateurs de l'association pour une information médicale indépendante Formindep ?

Les experts l'assurent : beaucoup de décès sont évitables. Il faut refuser de voir ces drames comme le quotidien de patients âgés qui trébucheraient du mauvais côté de la balance bénéfice/risque d'un médicament. En coulisse, certains ont fermé les yeux sur de possibles effets secondaires avec la complicité passive de responsables sanitaires. D'autres fois, une ignorance crasse ou un manque d'esprit critique ont précipité la catastrophe. Tous les abus qui m'ont révolté ne sauraient obscurcir l'ensemble de mon parcours. Fort heureusement, la grande majorité des industriels pistent les effets indésirables des médicaments et n'hésitent pas, le cas échéant, à interrompre le développement ou la commercialisation d'une molécule dangereuse pour les malades. Durant ma longue carrière, j'ai croisé de grands pros soucieux de l'intérêt des patients et assuré la promotion de médicaments révolutionnaires.

2

Médecin malgré moi

Comment suis-je devenu médecin ? Il y a des années, j'aurais répondu : « Le hasard. » Un peu par bravade, par pudeur aussi. Pour justifier, aux yeux de mes jeunes collaborateurs, pourquoi j'ai embrassé une confortable carrière dans l'industrie pharmaceutique au lieu d'enfiler la blouse romantique des French Doctors. Ma petite mythologie personnelle est aussi soigneusement polie que mon CV. Juste après le bac, je prépare un voyage vers le cap Nord avec mes meilleurs copains. En attendant le départ, j'accompagne un petit groupe qui veut faire médecine retirer des dossiers à la fac. Je ne serais certainement pas docteur si la secrétaire ne m'en avait pas tendu un également !

Aujourd'hui, je réalise que mon choix de devenir médecin tient plus de la nécessité que du hasard. Ou, sans utiliser de grands mots, que cette décision était logique. Je m'explique : j'ai été élevé par mes grands-parents maternels. Tout gosse, chez eux, j'ai découvert une facette de la vie qui échappait à mes camarades. Plus âgés, mon grand-père et ma grand-mère étaient assaillis de maux divers. Ma madeleine à moi, c'est une boîte de cachets antidouleur ! Elle prenait de la natisédine, un vieux truc pour soigner le cœur et, par phobie du ver solitaire attrapé dans sa jeunesse, de la pipérazine en granulés. Lui, en réalité, n'aimait pas tellement les médicaments, à l'exception de son gargarisme à base de glycothymoline.

Je ne sais pas si c'est parce que j'ai été confronté tôt à la maladie mais je me suis vite passionné pour les aventures du docteur Schweitzer. Un livre que j'adorais, gamin, retraçait la conversion tardive à la médecine de ce théologien-pasteur-musicien-philosophe et son installation dans la forêt équatoriale africaine. À Lambaréné, au Gabon, sur l'un des territoires les plus sauvages de l'ex-empire colonial, cet Alsacien, né en 1875, a fondé un hôpital à partir de 1913. Il a défriché la jungle et planté un verger pour nourrir les malades. J'aimais sa décontraction, son sourire d'éternel enfant curieux gambadant au milieu des antilopes. Même vieux, moustache et mèche blanches au vent, le pionnier de la médecine humanitaire continuait à donner des récitals d'orgue pour récolter des fonds en Europe. Il a financé la toiture de la léproserie avec l'argent de son prix Nobel de la paix 1952.

Au-delà du médecin marginal, toujours flanqué de son pélican Parsifal, j'aimais la philosophie qu'il incarnait. Son pragmatisme de bâtisseur et de soignant. Ses idées humaines grandioses. Schweitzer a passé une partie de sa vie à affûter sa morale personnelle. Il n'a pas vu clair tout de suite. Gamin, dans l'Alsace annexée par l'Allemagne, alors qu'il tire à la fronde sur des oiseaux, le jeune Schweitzer affronte sa première crise morale : les cloches de l'église résonnent et il entend « le commandement qui nous défend de tuer et de tourmenter ». Ses interrogations, alimentées par la lecture assidue de Nietzsche, portent sur cette question clef : « Pourquoi les gens ont-ils tendance à dévier de l'idéal éthique pour s'adonner à celui de la force ? » Sa conscience s'éclaire au milieu du fleuve Congo : « Quand je suis revenu de Port-Gentil, vers le soir, je me demandais quelle était la solution au problème de l'éthique. Et tout d'un coup, le mot respect de la vie était devant moi. Je n'ai pas dormi (...). L'essentiel de cette philosophie est que vous vous rendiez compte que vous êtes responsable de tout ce que vous faites à n'importe quelle créature, homme ou pauvre fourmi. » Une morale compatible avec le goût de l'aventure. Au soir de son existence, à quatre-vingt-six ans, il constatait : « Ma destinée a été Lambaréné (...). Je me sens tellement privilégié dans ma vie que je ne peux pas penser qu'elle pourrait être autre. » Il disait aussi : « J'ai marché instinctivement, comme tout homme doit marcher instinctivement dans la vie. »

Marcher à l'instinct, avec une poignée de principes solides comme garde-fou. C'est ce que m'a enseigné très tôt une autre figure de mon enfance, bien réelle celle-là : l'industriel Sylvain Floirat.

Avant de devenir l'homme fatigué que j'ai connu, mon grand-père a été carrossier à Aubervilliers, dans la banlieue ouvrière de Paris. À l'époque où Louis Renault et André Citroën élargissent leurs empires, lui, le patron communiste, fait prospérer une petite usine automobile. Il est le sous-traitant de ces génies industriels. Les affaires marchent bien jusqu'à ce que la guerre le ruine en détruisant son usine. Il doit se réfugier en zone libre. Son destin professionnel a été fauché net par l'histoire. Avec tous les dilemmes que cela suppose. Copain avec Pierre Laval depuis le temps où ce dernier, maire d'Aubervilliers, était communiste, il aurait pu redevenir prospère sous Vichy. Mais il refuse de frayer avec cet opportuniste passé de la gauche à la droite extrême. C'est sans doute à cause de son communisme paradoxal de patron qu'il décline, à la même époque, la proposition d'envoyer ses machines-outils, ses ouvriers et ses ingénieurs à Londres. Ses contacts avec Louis Renault lui auraient sans doute permis de fabriquer des armes pour les alliés et de rebâtir sa fortune.

Après le conflit, mon grand-père a recommencé à travailler, mais sans jamais reprendre la tête d'une entreprise. S'il avait été homme à nourrir des regrets, il aurait pu envier la réussite d'un de ses copains, le Périgourdin Sylvain Floirat. Ma grand-mère répétait tout le temps que lorsqu'il était « monté » à Paris, l'homme à l'accent rocailleux avait de la paille dans ses sabots. Au sens propre comme au sens figuré, Floirat, fils d'un cordonnier et d'une épicière, venait de Nailhac, en Dordogne, le même village que mon grand-père. Comme lui, il avait appris le métier de charron avant de se lancer dans les affaires. Après guerre, celles de Floirat fructifièrent tellement, grâce au commerce des armes et au succès de sa compagnie d'autocars, qu'à sa mort, en 1993, il était à la tête d'un empire industriel spécialisé dans la défense (Matra), les médias (Europe 1) et l'hôtellerie de luxe. La facilité avec laquelle il redressait les entreprises en difficulté lui valut le surnom de « l'homme aux doigts d'or ».

L'été de mes douze ans, mon grand-père entreprend de faire un pèlerinage en Dordogne. L'industriel au cœur de paysan nous fait visiter ses propriétés. Il y a des truffières, des plantations de noix, de pommes Golden, mais surtout, à la sortie de son village natal, à côté des noyers centenaires, une superbe roseraie. « Petit, même les roses fanent. Ne gâche pas ta vie. Ne laisse pas aux autres la possibilité de tracer ton chemin. » Cette carrière à l'américaine, sans faux pas, m'impressionne. Mon héros à moi n'était pas un homme politique, mais un bâtisseur autodidacte à qui je dois une admiration sans bornes pour les réussites industrielles. On ne me fera jamais dire que tout est noir dans le secteur pharmaceutique. Seulement, dans les années quatre-vingt-dix, à cause de la crise et de l'arrivée des médicaments génériques, une partie de l'éthique a été sacrifiée sur l'autel du court terme pour maintenir un niveau de profit élevé.

Adolescent, quand je rends visite à Sylvain Floirat, il me demande toujours : « Alors, mon petit, qu'est-ce que tu vas faire plus tard ? Si tu veux travailler dans mon groupe, la porte est grande ouverte. Il y a le choix : je suis impliqué dans la radio, les assurances, l'armement. Mais ce qui rapporte le plus, c'est l'armement. » Au lieu d'être un marchepied, sa générosité a agi sur moi comme un repoussoir. À dix-sept ans, je voyais le monde en noir et blanc, divisé entre ceux qui fabriquaient des bombes et ceux qui réparaient leurs dégâts. En pacifiste viscéral, j'ai mis mes pas modestes dans ceux de Schweitzer pour devenir médecin. En petit-fils plein d'admiration, j'ai choisi d'exercer dans l'industrie. Mais, avec le temps, j'ai appris à distinguer les zones grises, et surtout à m'y sentir comme chez moi.

À la fac de médecine de Bobigny, je découvre une machinerie fantastique : le corps humain. L'enseignement de la médecine, des amphis aux stages à l'hôpital, est centré sur le diagnostic. On apprend à reconnaître les maladies, à éviter les pièges, à commander des examens complémentaires. Pas à pas, en suivant chaque matin les patrons au lit des malades, on affine sa pratique. Pour moi, c'est comme un jeu de piste auquel je prends plaisir et qui ne me réussit pas trop mal. Mon premier fait d'armes d'interne se déroule aux urgences. Dans un CHU, on ne se contente pas de scruter des gorges assaillies par les angines hivernales ; chaque cas est particulier, des événements incroyables arrivent, c'est un vrai défi intellectuel. Alors que je suis de garde, une femme d'une trentaine d'années débarque dans les bras de son époux. Elle est en plein délire. Un psychiatre a demandé par écrit son internement. Devant le mari perplexe, je passe en revue les autres causes possibles de son état. Une fois écartée l'éventualité d'une maladie inflammatoire, je m'aperçois que ses yeux sont dilatés vers l'extérieur.

— Elle a toujours eu ce regard-là ?

— Non, seulement depuis qu'elle est folle.

— Votre femme n'est pas folle. Mais sa thyroïde est malade. Je vais lui donner un rendez-vous pour compléter le bilan et vous allez rentrer chez vous.

— Merci, merci, docteur, ça fait des mois que ça traîne, elle est allée de psy en psy.

Je ne suis pas un surdoué mais un étudiant formé à éviter les pièges. Il m'a suffi de palper la thyroïde et de réclamer une nouvelle prise de sang pour détecter un dérèglement hormonal assorti de symptômes psychiques. Il m'a suffi d'appliquer les nombreux conseils de mes maîtres qui, tant de fois répétés, ont fini par guider ma tête et mes mains.

Qu'est-ce qu'un médicament ? Comment agit-il ? Quelles sont les principales classes de produits ? Une fois entré dans l'industrie pharmaceutique, j'ai pris la mesure de mes lacunes en matière de thérapeutique et de pharmacologie. À la fac, le programme faisait largement l'impasse sur ces deux matières, enseignées surtout au cours des premières années. À la fin de mes études, sortir mon stylo pour rédiger une ordonnance tient du réflexe, mais je n'ai pas été suffisamment initié aux bases d'une médecine sobre : soigner mieux, moins cher. Comment gérer la complexité croissante des méthodes de traitement ? Comment se repérer dans une gamme toujours plus large de substances actives ? J'ai tendance, comme mes camarades étudiants, à parier sur les nouvelles molécules. Les industriels de la pharmacie m'apparaissent comme des bienfaiteurs de l'humanité dont je ne soupçonne pas les ruses commerciales. J'ignore le danger des cocktails de médicaments distribués aux personnes âgées par la kyrielle de spécialistes qui s'affairent autour d'elles. On ne m'a pas mis en garde contre les pressions exercées par les patients. La France est le pays du médicament autant que du fromage. Tout le monde peste en ressortant bredouille de chez le généraliste. C'est pour cela que certains praticiens malins se mettent à rédiger des ordonnances d'heures de jogging pour maigrir ou de grogs en cas de rhumes hivernaux. Soit j'ai trop peu exercé la médecine pour avoir eu le temps de faire des dégâts, soit j'ai été sauvé par ce conseil rudimentaire soufflé par un de mes profs : « Un médicament sans effets secondaires, c'est un placebo ! Faites gaffe à ce que vous prescrivez. » Un peu court comme éducation théorique au risque médicamenteux !

Heureusement, la fréquentation des patients peut faire vieillir en une heure n'importe quel apprenti praticien. Lors d'un stage dans un service de gastro-entérologie, le bras droit du chef de service me confie, ainsi qu'à deux autres étudiants, une patiente dépressive qui s'est longtemps consolée de la vie en buvant trop d'alcool. L'état de son foie vient de se dégrader pour une raison inexpliquée puisqu'elle a arrêté la boisson depuis des années.

— Alors, quelles sont vos hypothèses ? nous demande notre maître de stage en sirotant son café.

— Nous pensons à des maladies rares : un lupus fruste, une parasitose hépatique ou une hépatite virale. Il faudrait faire une injection de produit de contraste dans l'artère hépatique afin d'éliminer l'hypothèse d'une tumeur cancéreuse ou d'un kyste parasitaire. Par ailleurs, la patiente a séjourné dans le sud du Maroc il y a quelques années.

Elle a partagé un méchoui avec des locaux. Elle pourrait avoir un kyste hydatique...

— Bien, les gars. Je vois que vous avez fouillé toutes les hypothèses. Un vrai cours pour une question de l'internat. Je vous remercie pour votre travail. Je n'en attendais pas moins de vous.

On se regarde, un peu gênés de n'avoir proposé que des pistes nécessitant une batterie d'examens pour rechercher des maladies compliquées, rares et difficiles à diagnostiquer à une époque où les scanners, IRM et autres appareils d'échographie se comptent sur le doigt d'une main.

— Avez-vous bien interrogé la patiente sur toutes ses prises de médicaments ?

Sans nous laisser le temps de répondre, l'assistant fonce vers la chambre de la malade. Nous formons une file indienne derrière lui, en route vers une nouvelle leçon de médecine. Mais laquelle ?

— Bonjour, madame, je suis l'assistant du service et le mentor de ces apprentis jeunes médecins. J'ai vu dans votre dossier que l'on vous a donné, il y a quelques années, de la vitamine B pour vos crampes dans les jambes.

La malade nous fait à tous les trois un sourire crispé inhabituel, visiblement avertie par un sixième sens que nous allons prendre une leçon devant notre chef.

— Oui, ça m'a fait du bien.

L'alcool peut altérer le fonctionnement des nerfs moteurs des membres, le plus souvent des jambes. Dans ce cas-là, diverses préparations à base de vitamine B peuvent être indiquées.

Après quelques propos anodins, le médecin sort de la chambre et assène, en se retournant vers nous :

— Avez-vous demandé à madame si un autre médecin lui a prescrit une préparation à base de vitamine B ?

— Elle nous a fait la liste de quelques médicaments, parfaitement conformes à ceux figurant sur sa dernière ordonnance. Aucun n'est toxique pour le foie. Ils ne peuvent pas être responsables de la dégradation de sa fonction hépatique.

— Intéressante, votre remarque sur les effets secondaires des médicaments !

— Je lui ai même demandé si elle ne prenait pas un autre médicament en plus de ses prescriptions habituelles. Elle m'a répondu non.

— Aujourd'hui, vous allez apprendre deux choses importantes. Premièrement, les malades ne disent pas tout spontanément aux docteurs. Deuxièmement, les effets secondaires des médicaments doivent être recherchés de manière obsessionnelle, comme cause première à toute maladie inexpliquée. Avant même d'envisager les hypothèses que vous avez formulées tout à l'heure. Deux ou trois cents cas mondiaux, vous n'avez presque aucune chance d'en voir un au cours de votre carrière. Par contre… des interactions et des effets toxiques de médicaments, alors là, ce sera toutes les semaines. Vu ? Bon… Suivez-moi, je connais quelqu'un qui va nous aider à résoudre cette énigme. Moi, je connais déjà la solution.

Nous voilà partis vers le bureau des infirmières. Comme elles ont tendance à nous mettre en boîte à coups de blagues salaces, on préfère en général rester loin de leur QG.

— Pouvez-vous me dire ce que vous avez trouvé hier dans la table de nuit de madame B ? Ces étudiants doivent réaliser que les malades ne disent pas tout.

— Des vitamines B, en ampoules.

— Les gars, on va ouvrir le Vidal et regarder la composition de ce médicament en vente libre.

J'attrape un exemplaire de la bible du médicament made in France, la feuillette fébrilement.

— C'est bien un fortifiant à base de vitamine B.

— Mais la vitamine B n'est pas toxique pour le foie…

— Regardez un peu mieux sa composition, les excipients, en tout petits caractères.

— Merde, de l'alcool !

— Voilà votre enquête résolue. Quand vous serez retournés voir madame et qu'elle vous confirmera, comme elle l'a avoué à l'infirmière, qu'elle en consomme trois ampoules par jour, ce qui équivaut à presque un demi-verre d'alcool, vous comprendrez mieux pourquoi son foie s'est dégradé…

En dépit des lacunes de nos manuels, je viens d'apprendre que les médicaments, prescrits par un médecin ou achetés en vente libre, peuvent être dangereux. Même les plus anodins.

Si mes études ne m'ont pas entraîné à la lecture critique des études cliniques sur les médicaments, cela ne m'empêche pas de participer à leur fabrication. Les commerciaux des labos se sentent comme chez eux à l'hôpital public. Pour un jeune interne, ils font partie du décor au même titre que les infirmières ou les grands professeurs. Des personnages secondaires, certes absents des scènes les plus trépidantes de notre quotidien, mais attachants, toujours souriants, moins revêches que certaines surveillantes, d'un commerce plus agréable que nos maîtres, souvent peaux de vache. Quel plaisir de les retrouver aux moments les plus calmes, pourvoyeurs de croissants après une nuit blanche, financeurs du pot de thèse du futur-ex-interne du service !

Les « délégués médicaux » – mot neutre qui gomme le côté mercantile de leur fonction – passent présenter leurs nouveaux produits à tour de rôle. Du ponte hospitalier, spécialiste réputé, prof à la fac et auteur prolifique de publications pointues, à l'étudiant de quatrième année, nous écoutons tous religieusement leurs argumentaires. Ils viennent aussi contrôler l'avancement des études commandées à l'équipe médicale. Bien payés, ces travaux destinés à mesurer l'efficacité et les possibles effets secondaires d'un nouveau cachet arrondissent les fins de mois des services hospitaliers qui les pilotent. Personne, durant ces années-là, ne dénonce l'influence des firmes pharmaceutiques sur les ordonnances des praticiens. Personne ne fustige l'étroitesse des liens entre la médecine et l'industrie. Cette pensée quasi révolutionnaire n'a même pas surgi aux États-Unis…

À la fin de mon internat, je commence à faire des remplacements dans plusieurs cabinets de généralistes. Vais-je faire ma carrière en médecine de ville ? Retourner à l'hôpital ? Mon cœur balance. Je penche plutôt pour la deuxième solution, mais j'ai besoin de respirer un peu avant de rejoindre le corps des hospitaliers. Au lieu de m'éloigner des labos, je m'en rapproche. Une déléguée croisée chez un des praticiens que je remplace me propose de collaborer à une petite étude sur le diabète. Il suffit d'interroger les patients et de se colleter à un peu de paperasse. J'accepte sans me poser de question. Mieux : je savoure mon bonheur en reportant consciencieusement les résultats dans un cahier prérempli fourni par la firme. Rien à signaler chez cette dame de cinquante ans. Une glycémie en baisse chez ce monsieur de soixante. En revanche, un octogénaire se plaint de douleurs à l'estomac. L'exercice est reposant après des années d'examens difficiles, de galères diverses pour soulager la souffrance des malades, de fins de mois placées sous le signe des coquillettes-jambon. Au bout de quelque temps, le montant d'un salaire d'interne tombe sur mon compte en banque. J'ai tout simplement l'impression d'avoir gagné au Loto sans même avoir eu besoin de remplir une grille.

Un jour, la déléguée du labo me convie à un dîner. L'étude s'achève. Ses supérieurs sont très satisfaits du travail accompli. Ils veulent rencontrer les médecins ayant participé à ce projet. Ils ont des informations scientifiques à nous communiquer. « Je sais que pour vous, médecins, chaque minute compte. Je vous propose d'organiser un petit gueuleton dans un bon restaurant. Vous ne perdrez pas de temps. Même quand on bosse comme des dingues, il faut savoir faire une pause pour manger. »

Un soir, après le boulot, j'enfile mon unique costard et je file à la présentation des résultats. Si le contenu médical est léger, restreint aux prouesses du traitement contre le diabète, les assiettes et les verres sont bien remplis. Je papote avec les collègues de la commerciale. Des types bien mieux dans leurs mocassins que mes confrères de l'hôpital. Ils gagnent autant qu'un professeur d'université sans risquer à chaque instant d'envoyer un patient en bonne santé au cimetière. À la fin de la soirée, un gars sympathique avec qui j'ai longuement discuté me lance :

— Vous avez le profil pour rentrer dans l'industrie !

— Quel est ce profil ?

— Venez me voir dans mon bureau. Vous vous rendrez compte par vous-même de nos formidables conditions de travail et on pourra rediscuter de tout ça.

3

Les lumières du labo

Je suis tombé sous le charme dès le hall d'entrée. Pas besoin de sortir ma mallette de docteur pour vérifier que la standardiste se porte comme un bouton de rose. Cheveux brillants, dents blanches, sourire radieux. Une pub pour le bonheur au boulot. Mes voisins d'ascenseur, des salariés sapés comme des patrons, m'adressent tous un tonitruant bonjour. J'avais plutôt l'habitude, de bon matin à l'hôpital, de croiser des mines renfrognées en jean usé ous la blouse blanche.

Cette moquette moelleuse sous mes pieds, ces plantes vertes sur les paliers, ce soleil qui ricoche sur des murs impeccables... Me voilà transporté dans un autre monde, meilleur que le mien. Loin des cabinets de généralistes ennuyeux, du lino gris du CHU, de la peinture écaillée et surtout de la douleur, de la mort qui rôde au coin d'un couloir.

D'autorité, le chasseur de stéthoscopes rencontré au dîner sur le diabète m'offre un café. Celui qui se trouve être le directeur du marketing de la boîte cherche de jeunes recrues pour compléter ses effectifs. Je me sens immédiatement à l'aise : il est lui-même médecin, nous nous comprenons à demi-mot. Je ne réalise pas qu'il s'agit d'une sorte d'entretien d'embauche. Je suis loin de deviner l'habileté de mon sergent-recruteur, qui, après des années d'une belle carrière dans l'industrie, sait exactement trouver les mots que je veux entendre.

— Nous repérons les talents, les forts potentiels. Ceux qui veulent répandre la vérité sur nos médicaments, la bonne parole, et en retirer fierté. Nous sommes à la fois une famille soudée et un groupe efficace. Tout le monde travaille main dans la main, tout le monde s'honore de collaborer à une entreprise commune. Les plus motivés sont sûrs de recevoir les lauriers mérités, de bonnes places dans la hiérarchie, de la reconnaissance. Vous n'êtes pas le seul à rêver de quelque chose de plus grand, de plus efficace, de plus gratifiant.

Ses paroles me touchent. À l'époque, nous, les apprentis médecins, sommes plus habitués aux brimades qu'aux caresses verbales. La pédagogie du coup de règle sur les doigts trouve un parfait terrain d'épanouissement à l'hôpital. Les chefs de service y sont débordés, ils ne réalisent pas qu'ils reproduisent les mauvais traitements endurés dans leur jeunesse. Jamais, depuis le début de mon cursus, je n'ai eu l'impression d'exister autant, d'être une personne aussi intéressante, sur laquelle on peut miser.

— Jeune homme, vous êtes en train de découvrir que l'exercice de notre art est bien éloigné de celui que vous aviez imaginé durant vos études. J'ai cru comprendre que le métier de généraliste ne vous enthousiasmait pas trop. Bien sûr, à l'hôpital, les cas intéressants ne manqueront pas, mais c'est la jungle. Pour grimper dans la hiérarchie, il faudra consacrer plus de temps à l'intrigue qu'à la médecine.

— Vos délégués vous ont raconté les vilains petits secrets de l'hôpital public ?

— Mais non. Je suis passé par là, moi aussi. La médecine a fait des progrès spectaculaires, mais les hommes, eux, ne changent pas. Pour avoir une belle carrière dans ce monde-là, il faut faire de la politique. Et publier, publier, publier sans cesse des articles médicaux.

— Oui, mais le salaire tombe à la fin du mois, le job a de l'intérêt.

— Je ne vous crois pas prêt à sacrifier toutes vos ambitions pour un salaire fixe à la fin du mois. Ceux que l'hôpital rebute peuvent toujours se faire embaucher comme médecin-conseil à la Sécu. Tranquillité et vieillissement cérébral précoce garantis. Sans oublier les centres de protection maternelle et infantile. Du sang neuf de nourrissons tous les jours. Avec les piaillements et le caca qui vont avec. Ou les maisons de retraite : autant de caca et plus de cachetons. À moins que vous ne fassiez comme ce vieux copain qui a choisi de travailler en prison : maintenant, il fait la même tête que ses patients. Normal, il vit comme eux, derrière les barreaux !

Après les fleurs, une couronne d'épines. Ce type impeccable dans son costard à 5 000 francs a repeint en gris foncé ma future vie de jeune hospitalier. Vieille technique de manipulation mentale dont j'aurai, à l'avenir, maintes fois l'occasion de vérifier la redoutable efficacité.

— C'est pas faux, ce que vous dites…

— Par contre, si vous choisissez de venir travailler avec nous, votre parcours sera plus simple. À la clef, la satisfaction d'accomplir une vraie mission de santé publique et un succès garanti. Vous savez, nous sommes un grand labo international de 50 000 collaborateurs. Nous fonctionnons comme une grande famille. Nos médicaments sauvent des vies. Chaque mois, grâce à nos innovations, nous aidons des milliers de nouveaux malades. Bien plus que vous ne pourriez le faire en toute une vie de médecin hospitalier ou libéral. Ne vous laissez pas embarquer dans une vie ennuyeuse, ne vous privez pas de l'excitation d'avoir fait le maximum pour aider les patients sans sacrifier vos rêves. Avec nous, vous allez rêver pour de vrai. Nous allons sortir un traitement révolutionnaire contre une maladie opportuniste du sida. Il n'attend que vous. Il est fait pour vous.

Si mon contrat de travail avait été rédigé, je l'aurais signé à la minute même. En un instant, je me trouve propulsé dans le bureau voisin. Le directeur du marketing me présente un futur collègue, médecin comme moi.

— Tu n'es pas obligé de raccrocher complètement le stéthoscope. Nous sommes nombreux à continuer à faire des vacations à l'hôpital. Une demi-journée par semaine, ça permet de garder le contact avec les malades.

Puis je rencontre le pharmacien de l'étage, un autre docteur, un ancien prof de gym. Tous ont l'air incroyablement heureux. Si j'avais pu me douter que cela faisait partie de leur fonction : sourire pour séduire, d'un sourire sincère… Quel contraste avec l'hôpital, où j'avais parfois l'impression d'être le seul à vouloir me marrer. La fin des études avait marqué l'espacement des fêtes potaches de carabins. Les horaires à rallonge, les heures perdues dans de poussifs trains de banlieue finissaient par entamer la bonne humeur des infirmières du service.

Quelques jours plus tard, me revoilà devant la standardiste aux dents blanches. Cette fois, je dois rencontrer le PDG. Pas mal, pour un deuxième rendez-vous.

— Alors, il paraît que vous allez travailler avec nous. Vous voulez combien ?

— 10 000 francs net par mois.

— Vous rigolez ! Un médecin qui entre dans l'industrie peut prétendre à beaucoup plus. Vous ne voulez pas gagner le salaire d'une secrétaire, non ? Je vous offre 15 000 francs pour commencer, plus les primes et une voiture de fonction. Dans deux ou trois ans, vous gagnerez le double.

Aucun jeune médecin ne peut raisonnablement espérer plus de trois fois le smic et voilà qu'on me fait un pont d'or ! Bien sûr, mon salaire est supérieur à celui que j'avais à l'hôpital, mais l'argent n'a pas constitué le déclic. Plutôt le chant des sirènes de mon enfance : une noble mission, une vie exaltante, des équipes enthousiastes, une industrie puissante qui surfe sur le succès. Ce type a le charisme d'un Sylvain Floirat.

C'est décidé : je rentre dans le pharmaceutique. Pas pour y faire de la recherche ni de la veille sur les accidents médicamenteux. Pour vendre des médicaments, tout simplement.

Comment un jeune homme ayant bossé dur pour obtenir de ses pairs le droit de soigner corps et âme peut-il se retrouver à solder des gélules ? Je ne me suis jamais posé la question en ces termes. J'ai vécu ma nouvelle orientation comme un prolongement, un changement de perspective, l'élargissement de mon champ d'action.

« J'ai marché instinctivement, comme tout homme doit marcher instinctivement dans la vie », répétait Schweitzer. Je me suis laissé séduire par un PDG qui aurait vendu un Frigidaire à des esquimaux. Par un directeur du marketing qui avait besoin de médecins pour servir de caution scientifique à son business. Et qui fut assez rusé pour me faire oublier que seul un très petit nombre de praticiens acceptaient d'« entrer » dans l'industrie.

Ma conversion m'a permis de me faire quantité de nouveaux amis parmi mes collègues des labos, et aussi un grand ménage dans les miens. Mes camarades de promo se sont peu à peu éloignés. Sans clash, drapés dans une réprobation silencieuse ou ironique. Par leur distance, de nombreux thérapeutes rencontrés au hasard de réunions ou de colloques m'ont fait comprendre qu'à leurs yeux j'étais un traître. On ne peut passer impunément du statut de soignant à celui de vendeur.

4

Docteur et VRP

La porte du PDG est toujours ouverte. Quelques semaines à peine après mon arrivée au labo, j'ose passer une tête dans son bureau pour lui demander un conseil stratégique. Au lieu de m'expédier en deux minutes, il m'invite illico à déjeuner pour en parler. Dès le premier jour, je me sens à l'aise en sa compagnie.

— Tu ne vas pas t'asseoir tout de suite dans ton confortable fauteuil de cadre.

— Quelque chose ne va pas ?

— Non, mais je veux que tu passes d'abord du temps avec les vendeurs. On vient d'en embaucher une poignée. Un stage est organisé pour les former. Tu vas y aller pour voir ce que c'est que la vente. C'est aussi ton métier…

— Ça s'apprend dans les livres, la vente ?

— Non, tu as raison. C'est pour ça qu'après le stage tu vas faire six mois de terrain. Tu vas devenir visiteur médical et nous montrer de quoi tu es capable.

Son enthousiasme est tellement communicatif que je ne pense pas un seul instant à me rebeller. Je suis quasi hypnotisé. Ce type fait un effet du tonnerre. Il emballe tout le monde, du vigile aux secrétaires, des cadres dirigeants de notre filiale aux responsables américains de la multinationale. J'ai pu le vérifier à l'occasion d'un de leurs passages à Paris. Mon PDG n'a pas besoin d'utiliser des diapos, comme l'impose l'usage dans l'industrie, pour les convaincre que nous cartonnons. Son charisme suffit. Les Américains n'en reviennent pas : « *You know what, we need guys like you, who want to sell and beat the competition*[1]. »

En sortant de son bureau, ce premier jour, les choses sont claires. Je sais ce qu'on attend de moi : vendre. Il n'est plus question de soigner. Tout juste d'utiliser l'argument de la science pour booster le business. Je ne le regrette pas. Je me suis lancé dans cette nouvelle aventure comme dans les précédentes : à fond la caisse. J'ai renoncé à prendre des vacations à l'hôpital, au fond trop heureux de m'éloigner de la maladie et des mauvaises nouvelles. Cette page de ma vie tournée, je n'ai qu'une hâte : répondre au défi lancé par le patron. J'adore la compétition, surtout contre moi-même. Il veut que je devienne visiteur médical ? Je vais devenir un super-visiteur médical.

Notre stage de formation dure un mois. Un mois durant lequel je serai armé pour survivre deux décennies dans un labo pharmaceutique. 80 % de ce que je sais aujourd'hui, je l'ai appris à ce moment-là. Les journées sont chargées. Pour ne pas perdre de temps, nous dormons à l'hôtel où se déroule la formation. Aucun d'entre nous ne le conteste, même si nous pourrions rejoindre nos proches chaque soir puisque nous séjournons en région parisienne. Nous rentrons dans cette nouvelle famille comme dans les ordres ou dans l'armée. Justement, l'un des nouveaux embauchés est médecin militaire. Avec nous, il y a aussi une dizaine de visiteurs médicaux et un directeur régional expérimenté.

---

1. « Vous savez quoi ? Nous avons besoin de personnes comme vous, qui veulent vendre et doubler la concurrence. »

La première semaine est consacrée à la présentation des produits du labo. On nous donne les informations sur les propriétés de ces médicaments. Rien de bien passionnant pour le médecin que je suis, habitué à des défis mémoriels autrement plus complexes. Mais une base de connaissances suffisante pour permettre aux délégués de se sentir à l'aise dans les cabinets de généralistes. Quelques termes techniques, une poignée de chiffres, de vagues notions de chimie. Pour pimenter cette phase d'apprentissage, le formateur a divisé le groupe en trois équipes, comprenant chacune un médecin ou un directeur régional. Chaque soir, nous faisons réviser les visiteurs médicaux. Le matin, une petite compétition s'organise sous la forme de contrôles oraux et écrits. Rien de tel que l'émulation : les soirées se prolongent dans un feu roulant de questions ; les esprits s'échauffent au-dessus des bols du petit déjeuner. Chaque équipe veut rafler les tickets faisant office de médailles ou de bons points.

Les aspects négatifs des médicaments sont passés sous silence, on bourre un peu le mou des visiteurs médicaux avec de pseudo-propriétés miraculeuses ? Pas faux, mais ça ne me choque pas. Après tout, nos médicaments ne sont pas plus dangereux que les autres. Je me prends de sympathie pour les visiteurs médicaux, incapables de juger de la crédibilité de tout ce qu'on leur enfonce dans le crâne. Pour eux, tout est parole d'Évangile. En tant que scientifique, je me crois protégé de tout risque d'endoctrinement. Preuve que ce premier camp scout de longue durée a déjà sérieusement altéré mon sens critique.

Une fois que le message est bien rodé, il faut le faire passer à son interlocuteur, même si celui-ci se bouche les oreilles. Tel est le programme de la deuxième semaine : maîtriser les techniques de communication de base. Une fois familier des arrière-cuisines de la boutique, j'ai découvert que ce b.a.-ba avait été concocté par les cerveaux les plus véloces de la direction du marketing. Rien d'anodin, un argumentaire formaté à la mitrailleuse pour convaincre et séduire en quelques phrases. Nos médicaments n'ont que des qualités, inutile de parler des aspects moins glorieux : il n'y en a pas. En conclusion, voici comment faire pour inciter les médecins à les prescrire.

Le texte bien en bouche, chaque visiteur doit réciter sa leçon devant les autres, jouant le rôle de docteurs de plus en plus retors. Nous n'inventons pas les objections faites aux délégués. Elles nous sont distribuées sur de petits bouts de papier, à leur insu. « Oh, vous savez, je l'ai prescrit et je n'ai eu aucun résultat » ; ou encore : « Je préfère prescrire vos concurrents. » Les prestations sont enregistrées. Le film de ces confrontations VRP-blouses blanches est ensuite disséqué par tout le groupe, arrêt sur image à chaque seconde. Cette enquête minutieuse vise à identifier les points forts et les failles. Mais surtout à s'assurer que le vade-mecum fourni par le service du marketing a été déroulé à la lettre, que les réponses aux critiques les plus fréquentes contenues dans le kit de communication sont bien assimilées. Après la projection critique, nous mettons une note. Pas des 8, des 9 et des 10, comme à *L'École des fans* mais plutôt des 2 ou des 3. Certains fondent en larmes à la première mauvaise évaluation. Il leur faut ensuite recommencer jusqu'à atteindre un niveau acceptable. Au bout de cinq jours, nous avons tous compris : « Faites ce qu'on vous dit ! » Plus personne ne craque : le petit groupe s'est transformé en une machine de guerre. Aucune vacherie ne peut plus nous faire reculer. Pas même un généraliste hurlant sur le pas de son cabinet : « Barrez-vous, je ne reçois pas de visiteurs médicaux ! »

La troisième semaine de stage est consacrée aux « techniques de réunion ». Derrière ces mots pudiques, il s'agit de nous familiariser avec la base de la manipulation mentale. Je n'exagère pas, je décode simplement, à la lumière de vingt ans de pratique de ce genre de ruses. Le formateur insiste sur l'importance de la communication non verbale. Il nous aide à décrypter les signaux visuels émis par nos interlocuteurs. Et à maîtriser ceux que nous renvoyons nous-mêmes. Je suis pourtant encore loin d'entrevoir que le sourire XXL de mes futurs nouveaux collègues du siège, loin de toute spontanéité, fait partie de l'uniforme en vigueur dans la pharmacie. On nous donne quelques clefs pour neutraliser une personnalité toxique, c'est-à-dire rétive à nos arguments. Mais le plus intéressant, dans ce bréviaire, c'est l'importance de l'écoute. Très peu de gens savent se taire pour laisser parler l'autre. Nous en avons la démonstration en regardant le film de nos jeux de rôles. Chacun veut tenir le haut de l'affiche. Avoir raison, dominer au moyen d'une bonne vanne, prendre l'ascendant sur la conversation. Au contraire, il faut apprendre à nous taire. « Pendant que vous écoutez, serine le formateur, vous pouvez cerner votre interlocuteur. Trouver quelque chose à lui proposer qui soit au diapason de ses préoccupations. Vous passerez pour quelqu'un d'efficace. Tout le monde aime être écouté. C'est la base de la flatterie et de la réussite en affaires. »

Les classes sont finies. Plus de privation de sommeil, plus de séminaire non-stop huit heures-minuit ! Ni jeux de rôles ni debriefings humiliants. Durant la quatrième semaine, nous allons explorer notre entreprise de la cave au grenier. C'est la détente au camp scout. Nous nous contentons d'assister chaque jour à un défilé de cadres importants du labo. On nous présente les nouveaux médicaments, les molécules anciennes récemment relookées. Puis le plan marketing de l'année à venir, la stratégie de communication, les projets de soutien des ventes, les outils innovants pour élargir le nombre de prescripteurs. Ces types tirés à quatre épingles jonglent, tout sourire, avec des chiffres de ventes en hausse. Or, la fierté et l'enthousiasme sont contagieux. Le vendredi soir, aucune recrue n'a de doutes. Nos efforts vont payer. Nos dirigeants plient le réel à leurs quatre volontés, pourquoi pas nous ?

Docteur-visiteur médical en zone urbaine, sur les bords de Marne, de mars à septembre 1990. Salaire de cadre, défi consistant à reprendre en main un secteur vacant, liberté absolue… Les six mois suivants auraient été une vraie partie de plaisir sans les pannes à répétition de ma 405 blanche de fonction. Le moteur diesel de ma Peugeot a l'habitude de toussoter avant de s'évanouir. La bagnole, c'est le principal outil de travail du commercial, voire le bureau dans lequel on avale un sandwich ou on s'offre cinq minutes de sieste entre deux rendez-vous. Durant les grandes grèves de 95, certains collègues ont dû faire leurs visites à vélo ou à cheval sur leurs motos personnelles.

À cette époque, entre Nogent et Créteil, la plupart des médecins ouvrent leurs cabinets aux commerciaux des labos. Certains – plutôt des hommes approchant la retraite – en reçoivent plus de cinq par jour ! Mon jeu favori consiste à ne pas leur dire que je suis l'un des leurs. Une poignée d'entre eux cherchent à asseoir leur supériorité en me lançant sur des pistes complexes afin de me faire perdre pied. Pharmacologie fondamentale, pratique clinique : des sujets impossibles à discuter sans formation médicale. Je baisse la tête, l'air abattu, découvrant que certains docteurs se rassurent à peu de frais sur le dos des visiteurs médicaux. Une fois sur deux, malgré tout, je me fais repérer, ce qui ne m'arrange pas : je suis payé pour les écouter, pour faire semblant d'en apprendre beaucoup à leur contact.

Personne ne contrôlant de trop près mon boulot, je pourrais me passer de la bible élaborée par les dieux du service marketing. Mais je veux tester les méthodes enseignées durant le stage. Aussi, je m'astreins à réciter les argumentaires préécrits sans trop y croire.

Comme les autres, je sors de ma mallette des documents résumant mon petit laïus que le docteur pourra relire à tête reposée : synthèse des études scientifiques, résumé des caractéristiques du produit, fiche de posologie, etc. En prévoyant Petit Poucet de la vente, je laisse derrière moi de menus cadeaux : échantillons de médicaments, stylos, Post-it et blocs-notes. Des présents anodins aux yeux des docteurs qui ignorent un des fondements de l'anthropologie : un don appelle un contre-don. Et, surprise, en interrogeant les pharmaciens du coin quelques semaines plus tard, j'apprends que ça marche, les docteurs X, Y, Z ont prescrit notre nouvel antibiotique.

Le directeur des ventes rigole quand je lui fais part, au téléphone, de mon étonnement face à un succès si rapide. Lui n'est pas surpris :

— Manipuler des médecins, il n'y a rien de plus simple. Ce sont des mômes et nous sommes des dealers de bonbons. Ils n'ont pas été formés à résister à la manipulation.

— Pourtant, ce sont des gens intelligents, qui ont fait des études.

— Bien sûr, mais ils aiment tellement les médicaments que nous les tenons.

Tout mon boulot de représentant de commerce consiste à faire briller, au cours des dix minutes extorquées entre deux consultations, le lustre de deux ou trois produits « miraculeux ».

— Regardez, c'est incroyable. Celui-ci agit non seulement dans le sang, mais sur les tissus. Ce qui fait que le malade va guérir plus vite.

Peu importe que la molécule soit en réalité une vulgaire copie d'un traitement de seconde zone inventé par un labo concurrent.

Au bout de quelques semaines, dopé par le succès, je me lance un défi : tenter de conquérir un des rares réfractaires du coin. Si les performances de certains médicaments tiennent plus de la croyance que du big-bang chimique, le travail des visiteurs médicaux, lui, est d'une rigueur toute scientifique, quasi militaire. Sous la houlette d'un directeur des ventes, chacun laboure un territoire soigneusement découpé, dans lequel les comportements des médecins (habitude et volume de prescriptions) sont passés au crible. Pour mieux les connaître, nous disposons de bases de données vendues à prix d'or par des sociétés de conseil qui les alimentent grâce aux résultats des pharmacies. Le moyen le plus simple de faire du chiffre consiste à concentrer ses efforts sur les plus importants prescripteurs de la zone. Gros vendeurs de médicaments, ils sont toujours volontaires pour tester les nouveautés sur leurs patients. Mais il y a aussi des stratégies de ciblage beaucoup plus fines, comme l'évangélisation des incroyants.

« Je ne reçois plus la visite médicale. » L'énorme panneau dans la salle d'attente aurait dû me faire rebrousser chemin. Peut-être parce que ces six mois ne sont qu'une parenthèse ludique à l'orée d'une carrière de cadre, je décide de rester accroché à mon siège. Je n'en bougerai que lorsque l'ORL acceptera de m'ouvrir la porte de son bureau. Ce qui ne manque pas d'arriver : lassé de me trouver immobile au milieu de ses patients, il me prie de le suivre en soupirant. Avec lui, je ne cherche pas à débiter mon discours habituel, ce serait peine perdue : il est abonné au mensuel *Prescrire*, la revue plébiscitée par les docteurs qui ont soif d'information médicale indépendante. Tous ses lecteurs, même au début des années quatre-vingt-dix, sont avertis des petites et grosses ficelles utilisées par les labos. Je laisse le spécialiste mener la danse. Il veut me démontrer l'inutilité de l'antibiotique que je suis venu lui présenter.

— Prenez les otites à pyocyaniques chez les enfants. Votre truc n'aura aucun effet dans ce cas-là.

— Vous avez tout à fait raison. Dans un cas comme celui-là, il faut envoyer le gamin à l'hôpital pour lui faire faire un prélèvement et lui administrer des antibiotiques par intraveineuse. Mais, bon, heureusement, ce genre de germe dangereux n'est pas très fréquent.

— Mais je rêve ou vous êtes médecin ?

— Bien vu. La médecine mène à tout à condition d'en sortir. Je ne peux pas obliger un esprit indépendant comme le vôtre à prescrire mon antibiotique ; par contre, vous ne pouvez pas refuser de venir manger un morceau, un midi, avec un confrère…

— Vous alors, rien ne vous arrête. Mais vous êtes sympathique. On ira déjeuner…

En sortant hilare de son cabinet, je ressens pour la première fois ce qui fait carburer la plupart des salariés de l'industrie pharmaceutique : le plaisir de la réussite, la dépendance au succès. Je vais passer les vingt prochaines années de ma carrière à vouloir revivre les sensations expérimentées lors de ce premier shoot.

Au cours de ces six mois en costard au volant de ma 405, je croise des tas de visiteurs médicaux. Les nôtres comme ceux de la concurrence. Cela me donne l'occasion de découvrir leurs petites ficelles personnelles pour faire fleurir le business, mais surtout le peu d'estime qu'ils portent aux cadres du siège. Beaucoup me confient avoir depuis longtemps enterré sous un tas de vieux journaux l'argumentaire marketing maison. « Mais attention : dès que mon supérieur ou une huile du labo fait une descente, je le ressors de sous la pile ! »

Un jour, dans une salle d'attente, je tombe sur une visiteuse médicale complètement paniquée à la veille d'une inspection de sa hiérarchie : elle a égaré l'argumentaire officiel qui était dans sa mallette.

— Tu comprends, je connais mes médecins depuis des années. Je ne peux pas leur réciter par cœur des trucs tout cuits. Je leur sers plutôt de moment de pause au milieu de leur journée de travail et mes chiffres de vente sont excellents.

Elle téléphone à un de ses collègues qui promet de lui faxer le soir même le fameux papier.

Concurrents dans la course aux meilleures primes, les commerciaux aiment se détendre en organisant tout un tas de petits jeux dans le dos de leurs supérieurs. L'usage veut que plus un délégué commande de matériel promotionnel (blocs-notes, gadgets, pins, fiches techniques), mieux il est considéré par sa hiérarchie. Certains ont donc pris l'habitude de se faire envoyer des kilos de papier qui finissent à la cave ou au grenier. L'un d'eux s'esclaffe en m'expliquant qu'il s'en sert pour allumer sa cheminée en hiver.

— Tu comprends, ça m'économise du petit bois.

Est-ce que les gens du siège ont connaissance de ces combines ? Il est possible qu'ils ferment volontairement les yeux. Qui manipule son patron saura manœuvrer un médecin… ou un pharmacien.

Après avoir achevé ma tournée des cabinets médicaux et avant de m'y recoller (les plus gros prescripteurs sont visités une dizaine de fois par an, les autres à quatre ou cinq reprises au moins), je dois faire le siège des officines de ma banlieue pour relancer les ventes des médicaments sans ordonnance. À cette époque, avant que l'arrivée des génériques ne fasse plonger les bénéfices, ces sirops pour la toux et autres cachets contre le rhume ne sont pas au cœur de la stratégie de développement des labos, mais ils constituent un revenu d'appoint. Ces fois-là, j'improvise devant les pharmaciens. Je me transforme moi-même en produit d'appel pour substituts de repas et les bons de commande pleuvent. La saison est propice : l'été approche, toutes les rondeurs doivent s'envoler avant la plage. « Ce truc-là est fantastique. Regardez-moi, je suis mince ! Eh bien, croyez-le si vous voulez, ça n'a pas toujours été le cas. J'ai perdu huit kilos en trois mois. Mon épouse, elle, en a perdu dix ! » Pourquoi les vendeuses de vêtements portent-elles – certes en taille 36 – le chemisier qu'elles font essayer à votre femme en 40 ? Parce que, pour séduire, il faut se mettre en situation, engager sa crédibilité, au besoin inventer une histoire qui servira d'illustration. À la fin des beaux jours, j'ai fait un tel carton qu'une commission de 20 000 francs m'est promise. Je sens déjà le sable brûlant des Seychelles sous mes pieds alors que l'automne fond sur la région parisienne. Jusqu'à ce que le directeur des ventes me jette un seau d'eau froide sur la tête :

— Tu as bien bossé, mais on ne va pas te donner l'argent. Je ne t'ai pas engagé pour ça. Tu n'es pas destiné à concurrencer les délégués médicaux qui feraient la tronche s'ils apprenaient que tu as touché plus de primes qu'eux en faisant leur job.

Pour faire passer la pilule, le PDG m'envoie un petit mot de félicitations. Je me console en le relisant plusieurs fois. Être sacré roi des vendeurs par le dieu des marchands ! Cette marque de reconnaissance me fait vite oublier la confiscation de ma prime.

5

Supervendeur

Septembre 1990. Au lieu de m'envoler sous les cocotiers, j'atterris en Ardèche avec mes nouveaux collègues. Ma mission s'ouvre sur un séminaire dit de travail. Logique, ces réunions prétextes à tous les amusements sont aussi consubstantielles à ma profession que les bulles à l'aspirine effervescente. Un village de vacances entier a été réquisitionné pour notre troupeau. Des chambres grand luxe, avec la clim, quel contraste avec le confort spartiate des salles de garde à l'hôpital !

Il y a une heure que nous avons débarqué en meute. Mon supérieur m'a donné rendez-vous dans le hall d'accueil, il veut certainement préparer l'intervention du lendemain. J'ai quand même un doute en le voyant arriver en tenue de sport, un gros trousseau de clefs à la main. Dehors, un moteur gronde. Non, il n'a pas fait ça ! Si, il l'a fait. Je comprends mieux pourquoi, dans l'avion qui nous menait vers notre retraite campagnarde, mon chef m'a demandé si j'aimais le motocross. Je n'ai pas fanfaronné en lui avouant : « C'est un de mes passe-temps favoris. »

— Allez les gars, en selle !

Avec une poignée de volontaires, tous cadres, nous enfourchons nos machines. Les visiteurs médicaux qui, eux, ont investi le gigantesque open bar extérieur, applaudissent à notre passage. Et nous voilà partis sous les hourras pour une après-midi pétaradante dans les collines ensoleillées. Un peu éberlué par mes nouvelles conditions de travail, je pourrais appuyer sur l'accélérateur et les dépasser. Mais un sixième sens m'interdit de tourner la manette des gaz à fond. À moins que ce ne soit un reste de formatage hospitalier : une pyramide, ça ne se renverse pas. Surtout quand on se trouve tout en bas. Alors que moi, le dingue de sport mécanique, je pourrais sans mal distancer ces amateurs, je laisse mon patron arriver le premier au stand... de boissons !

Je me souviens de ma première soirée ardéchoise comme si c'était hier. Pas des détails, oubliés depuis longtemps, et que tant d'autres fêtes du même genre ont effacés, mais du sentiment d'étrangeté qui m'a oppressé toute la nuit.

Après une douche rapide post-motocross, on nous convoque pour le dîner. Dès que les tables sont débarrassées, les commerciaux, moins coincés que les cadres, se mettent à entonner des chansons paillardes. Tout le monde lève son verre à la santé des ventes, sous mes yeux éberlués. Est-ce ainsi que se comportent les collaborateurs d'un des dix premiers laboratoires pharmaceutiques mondiaux ? Mes collègues se déhanchent déjà sur la piste de danse. Le DJ a reçu l'ordre de nous entraîner au bout de la nuit. À la première occasion, j'essaie de filer au lit en cachette.

— Bernard, pourquoi pars-tu si tôt, tu es malade ?

C'est ignorer que, dans ce genre de famille, aucun écart de comportement ne passe inaperçu. On fait la fête sur ordonnance.

Le lendemain matin à 8 heures, la salle de réunion est déjà remplie, et pas seulement par l'odeur du café et des croissants chauds. Moi qui m'attendais à trouver des sièges vides, après avoir enjambé une marée de cadavres de bouteilles, je tombe sur une assemblée d'étudiants studieux, déjà plongés dans le dossier qu'on vient de leur remettre.

Si j'ai un talent inné pour vendre des médicaments, il me faut forcer ma nature pour égaler le zèle festif de mes nouveaux collègues. De séminaire en séminaire, je parviens à faire taire la petite musique qui murmure à mon oreille de fuir ces moments de pur délire. Je m'habitue aux beuveries sur prescription comme à la cravate qui me serre trop fort le cou. Lâcher de confettis, applaudissements à tout rompre, discours victorieux devant les bons résultats, jingles musicaux tonitruants, enregistrement des félicitations du big boss mondial – cette industrie exalte un optimisme triomphant, le lait nourricier de notre entreprise capitaliste, le produit dopant distribué en rasades à ses forces de vente.

Au retour du bizutage ardéchois, en cet automne 1990, je commence mon nouveau métier de médecin régional dans le nord de la France. Ma mission au sein de la filiale française de notre multinationale américaine : convaincre les pontes hospitaliers de prescrire nos médicaments. Malgré ce titre ronflant, je ne me retrouve pas en terre inconnue. Après six mois passés à jouer au commercial, me voilà bombardé super-visiteur médical. Je reprends le volant de ma capricieuse 405. Au bout du bitume, des cibles VIP, les chefs de service des CHU de ma vaste zone. En vertu d'une croyance bien ancrée dans l'industrie pharmaceutique, on embauche des médecins pour discuter d'égal à égal avec ces mandarins. La séduction par les pairs. Mais, hormis quelques postes clefs en relation avec le ministère de la Santé et les agences sanitaires, nul besoin de formation médicale pour mener à bien ce genre de boulot. Avant de commencer, je suis déjà persuadé de ce que j'aurai maintes fois l'occasion de vérifier par la suite : les arguments scientifiques comptent moins que les techniques de communication et les qualités de vendeur. Il faudra être le gars le plus sympa, celui dont les petites blagues, bien plus drôles que celles des types des labos concurrents, seront répétées au dîner familial. Presque par automatisme, la main du spécialiste hospitalier écrira alors sur l'ordonnance le nom de votre nouvel antibiotique, comme on pioche machinalement dans les rayons d'un supermarché le paquet de cookies vu la veille à la télé. Par mimétisme, le généraliste prescrira au patient le même remède : on ne discute pas les choix éclairés du ponte de l'hôpital voisin.

Les cadres les plus anciens de la maison m'ont raconté que, dans les années soixante et soixante-dix, les blouses blanches se comptaient sur les doigts d'une main dans l'industrie. Comme des superpuissances qui étoffent leurs arsenaux en temps de guerre froide, les dirigeants du secteur pharmaceutique, confrontés à l'exacerbation de la concurrence, ont pensé que ce serait plus chic et plus efficace de recruter dans leurs rangs des médecins ou encore des pharmaciens, des diplômés de sciences niveau bac +5.

J'avale les kilomètres. De Nantes à Rouen, d'Amiens à Lille… Je porte la bonne parole du labo auprès des chefs de service de ces établissements. À la faveur d'un déjeuner dans le meilleur restaurant de la ville, il faut les convaincre de choisir nos produits, mais aussi d'assurer eux-mêmes le SAV : ils doivent en vanter les mérites auprès des médecins du coin, et même de leur équipe. Une fois gagnée la confiance du ponte, une réunion peut être programmée à l'heure du déjeuner, entre les visites des malades le matin et les consultations de l'après-midi. Ces rencontres rassemblent une vingtaine de personnes au maximum, les médecins du service et éventuellement leurs confrères des étages voisins. Ce jour-là, je dois faire un grand numéro : j'ouvre la séance par une vingtaine de diapos. Soit le chef de service anime la discussion avec moi, soit il ponctue mon discours par quelques phrases bien senties. Pour que la pub faite à nos médicaments ne soit pas trop artificielle, il est d'usage de s'appuyer sur l'histoire d'un ou plusieurs malades du service. L'étude de ces cas permet d'alléger mon propos, mais surtout de le rendre plus convaincant. Le rendement de ce genre de petites messes est formidable : grâce à la présence du patron, les arguments sont gobés à la même vitesse que le buffet du traiteur.

Sans doute parce que j'avais moi-même pris part à ces briefings à mes débuts, j'ai mis du temps à questionner cet usage. Comment les labos font-ils pour s'immiscer au cœur de la vie hospitalière ? Peut-on vraiment orienter les prescriptions des médecins en leur offrant des plateaux-repas ? Toutes ces manifestations sont présentées comme des occasions d'approfondir son savoir. Il s'agit, dans le langage de la profession, d'enseignements post-universitaires. On ne décroche pas son diplôme de médecin sans un maximum de sérieux et de travail. Logiquement, un ex-étudiant studieux se sentira obligé d'assister à tous les cours de « remise à niveau ».

Le soir, je dîne au restaurant plus souvent que dans ma cuisine. Contrairement à une idée reçue, la médecine libérale ne se résume pas à un exercice solitaire. Passé 20 heures, les ex-carabins aiment à partager autour d'un repas leurs dures expériences. Ils profitent de ces longues tablées pour rafraîchir leurs connaissances – un devoir déontologique. Toujours prompts à régaler les convives, les labos pharmaceutiques ont pris le contrôle d'une partie de cette vie collective. En théorie, nous restons à l'écart de la formation continue officielle qu'une loi rendra obligatoire en 1996 – ces quelques journées de remise à niveau annuelles sont délivrées par des organismes spécialisés, sous la houlette des associations professionnelles et de la Sécu. Mais les tentatives d'infiltration se multiplient : soutien logistique, coquettes subventions. Sans parler de notre spécialité : l'organisation de sessions de formation off, le versant médecine de ville des enseignements post-universitaires de l'hôpital, plus prisées par les médecins que les officielles dans ces années-là. Plus conviviales, mieux foutues, plus arrosées.

Mes yeux s'usent sur les cartes routières dans le brouillard. Je découvre souvent au dernier moment le coquet Logis de France dans lequel je vais passer la soirée. Poutres apparentes, feu de bois, foie gras poêlé, homard… Occupé à faire l'article aux stars de l'hôpital, je me repose sur le délégué du secteur pour organiser les détails pratiques de ces soirées. Comme les praticiens sont submergés d'invitations des labos, un bon professionnel fait toute la différence. Il invite une première fois, rappelle quelques jours avant la date prévue et, au besoin, fait une dernière relance à la veille de la sauterie. Les autres commerciaux des alentours sont rameutés pour chauffer l'ambiance. À l'époque, comme la profession de délégué est aux deux tiers féminine et celle de médecins majoritairement masculine, cela donne un parfait équilibre de belles élégantes et de notables en goguette.

C'est souvent le visiteur médical du coin qui anime les festivités. Mon apport consiste à fournir une caution scientifique à la manifestation, en pimentant de plaisanteries les topos prémâchés par le marketing, sans casser l'ambiance de repas de classe toujours susceptible de virer en surboum. En guise d'information indépendante, je donne, avant le dîner, quelques éléments de base. J'essaie de varier la forme mais le fond se résume à la même trame : « Nous sommes un bon gros labo éthique tourné vers la guérison ou le soulagement des souffrances des malades. Nous sommes des gentils. » Message subliminal : « Si vous ne prescrivez pas nos produits, vous êtes des méchants. » Le dessert est toujours servi avant l'apéritif : je livre la conclusion de la réunion à la fin de mon préambule, c'est-à-dire au début de la discussion. Asséner d'entrée : le nec plus ultra des techniques de communication du métier.

Ensuite, je sors un lapin de mon chapeau pour impressionner les convives avec mes guest-stars, un ou deux spécialistes hospitaliers de la région, payés pour vendre le médicament vedette du labo. Pour moi, c'est du gagnant-gagnant : le ponte du CHU m'aide à conquérir les bonnes grâces de la salle ; en lui offrant une tribune, je flatte son ego autant que son portefeuille… la meilleure assurance d'une future étroite collaboration. Leurs speechs sont en partie inspirés d'un argumentaire que je leur ai préalablement soufflé, afin de m'assurer qu'ils vont diffuser le « bon message ». De petits discours alertes pour déclencher – ou entretenir – les prescriptions des confrères attablés à leur côté. L'exercice suppose une certaine dose d'hypocrisie de leur part. Je me repose en écoutant la petite musique que j'ai inspirée : tous sont rompus aux présentations éthiques, rigoureuses en surface, sur telle ou telle pathologie. Mais, à l'oral le plus souvent, ils placent un petit couplet mettant en avant notre produit. Ou alors ils célèbrent les services que nous avons imaginés pour les malades : carnets de suivi, Numéros Verts, mise en relation des médecins impliqués dans la prise en charge et même, cette dernière décennie, création ex nihilo de sites Internet dédiés à la maladie. La ruse fonctionne particulièrement bien en cardiologie : les vendeurs de statines, ces médicaments efficaces pour les grands cardiaques prescrits à de trop nombreux quinquagénaires, ont édité des tonnes de brochures sur la pathologie. Ils ont également pris l'habitude d'orienter les généralistes vers des cardiologues hospitaliers ou libéraux acquis aux vertus de leurs molécules.

Au cours de ces soirées, il arrive qu'un leader médical dépasse les bornes en tapant sur la concurrence sous des prétextes fallacieux, en tordant les données scientifiques. Le dérapage est en réalité contrôlé, inspiré par nos soins. Je n'ai jamais vu aucun médecin protester contre ces sorties de route. Les invités écoutent sagement les « maîtres » sans réaliser que ces spécialistes, qu'ils croient libres d'esprit, ont été formatés par des mois de « brief », invités dans des congrès internationaux, tous frais payés. Sans parler du soutien financier à leurs activités de recherche et des bons petits plats offerts parfois durant des années.

Au bout d'une demi-heure, je remonte du fond de la salle où je me suis réfugié pour remercier le ventriloque du labo. Aucun risque de voir s'engager un débat avec l'assistance. De temps à autre, on nous questionne sur nos projets, sur les médicaments en cours de développement. Ce qui me fournit un excellent prétexte pour en remettre une couche. Un soir, un collègue du siège, de passage, me glisse à l'oreille, en voyant les convives applaudir à tout rompre à la fin d'une présentation :

— Quelle bande de cons !

Ensuite, je remercie tout le monde et c'est le moment de passer à table. Durant le repas, je m'arrange pour instiller chez les convives un sentiment de satisfaction. Toujours veiller à mettre des mots sur le bonheur pour qu'il prenne forme.

— Encore un verre de cet excellent châteauneuf-du-pape, cher ami ?

Je me suis souvent demandé comment des praticiens de bonne volonté pouvaient mordre aussi facilement à l'hameçon, prendre au pied de la lettre les conseils des

VIP de l'hôpital. Avant de comprendre que la cinquantaine de docteurs présents ces soirs-là était affamée de bar aux petits légumes, mais surtout de connaissances. À l'époque, l'information médicale indépendante ne tombait pas en cascades sur les écrans de leurs ordinateurs. Les autorités de santé n'avaient pas entrepris d'unifier les pratiques professionnelles en publiant des guides indépendants. L'association Formindep, qui œuvre pour la diffusion d'une information indépendante, n'existait pas. La revue *Prescrire* n'atteignait pas les 80 000 abonnés. Avec nos banquets pantagruéliques et nos exposés faméliques, nous venions pallier les lacunes du système officiel. Au passage, nous remplissions les poches du labo : quelques semaines après une réunion de ce genre, les statistiques des pharmaciens montraient un envol des ventes dans le secteur.

Les délégués rivalisaient d'imagination pour épater leurs copains docteurs. Aujourd'hui, la loi limite les cadeaux faits au médecin. Dans la plupart des labos, en cette période d'hystérie anticorruption, les directions juridiques mènent la vie dure aux commerciaux. J'ai vu, avant de quitter ce milieu, une collègue de terrain se faire licencier pour un déjeuner non déclaré à l'Ordre des médecins. Mais à mes débuts, dans un cadre légal balbutiant, toutes les fantaisies étaient permises. Une caisse du meilleur vin du dîner offerte à chaque convive, un concours de pétanque avant de passer à table, une dégustation de cuvées millésimées dans une cave champenoise, un anniversaire surprise, avec bougies et *Happy Birthday*, pour les cinquante ans d'un invité… Effet garanti pour sceller de longues amitiés. Le montant de ma note de frais mensuelle excédait de beaucoup celui de mon salaire.

Je n'ai pas le souvenir d'avoir lâché prise un seul soir. Si quelques médecins ont tendance à oublier les conseils hygiénistes de la faculté, qu'eux-mêmes débitent à longueur de semaine à leurs patients portés sur la bouteille, je bois le moins possible. Comme la plupart des délégués, je ne perds pas de vue que je suis payé pour m'amuser. Ou tout au moins pour faire semblant. Mon verre reste plein comme ceux des commerciaux. Pas un médecin pour remarquer que je ne le vide jamais. En restant sobre, je peux espérer, après le café, expédier les 300 kilomètres qui me séparent de chez moi. À condition que la mécanique ne me lâche pas. Une nuit, à 2 heures du matin, je comprends enfin pourquoi ma bagnole de fonction a un comportement si étrange. Dans un gigantesque nuage de vapeur, le moteur rend l'âme sur l'autoroute du Sud. Aucun espoir de dépannage : une durite malencontreusement posée contre le filtre à huile lors d'une précédente révision vient de bousiller le système de refroidissement. Peut-être que ce dénouement marque la fin véritable de mon bizutage : j'hérite d'une 605 blanche, la plus grosse voiture de la marque au lion.

6

Chef de produit et de moi-même

Le PDG n'a pas menti : ma carrière décolle comme nos motocross dans le soleil couchant d'Ardèche. Pas le temps de m'ennuyer dans mes fonctions nomades de médecin régional. Courant 1991, je prends pension au siège français de mon labo américain. Après des mois à sillonner le nord du pays, je m'installe enfin dans un bureau. Je fais quelques tours joyeux sur moi-même, assis en tailleur sur mon fauteuil à roulette en cuir capitonné. Je répare un tiroir cassé avec quelques vis à bois. J'aménage la pièce comme une annexe de chez moi. Au mur, je punaise des photos de mes chats près desquelles viendront s'afficher, au fil des années, quantité de diplômes internes et autres récompenses décernées aux salariés méritants. Quand je lèverai les yeux de ma table, je tomberai aussi sur les clichés souvenirs de séminaires endiablés.

Lancement des médicaments, élaboration des plaquettes de pub et des discours des commerciaux, campagnes de presse et de communication, organisation de conférences dans les congrès médicaux. Je suis passé du département des ventes au service marketing. Mon nouveau job de chef de produit, varié, me passionne. D'autant plus qu'il me permet, au hasard des rencontres, d'approfondir mes connaissances de l'âme humaine. Je ne m'ennuie jamais.

La reconnaissance des chefs est à la hauteur de mon engagement. Et, surtout, personne n'essaie de brider ma créativité.

Je viens à peine de prendre possession de mon bureau que surgit un premier défi. Un ancien antibiotique va être relancé auprès des généralistes. On me charge de piloter la campagne de communication. Après quelques jours de vain brainstorming, je sèche. Je ne vois pas du tout comment donner envie aux médecins de feuilleter la plaquette de papier glacé qui sera distribuée par les délégués médicaux. Avec une première page réussie, on peut doper les ventes d'un produit. Au lieu de m'engueuler, mon supérieur, à qui je fais part de mes difficultés, me suggère de lancer un SOS à notre agence de pub préférée. Son patron, un ancien d'Algérie que plus rien n'angoisse depuis la fin de la guerre, me tire d'embarras :

— Si je comprends bien, tout cela te fout les boules ? plaisante-t-il en enserrant son cou de sa main droite.

— C'est exactement ça, je galère.

— Pourquoi tu ne ferais pas un truc humoristique autour de l'angine ?

L'industrie pharmaceutique cultive l'esprit d'équipe. Plusieurs cerveaux turbinent mieux qu'un seul. En cas de panne, un budget est débloqué et un prestataire extérieur procure une surdose d'idées fraîches. Ma première campagne fait beaucoup rire les délégués et les médecins. Sur les dépliants, on voit une paire d'amygdales enflées prises dans l'étau d'une grosse main avec ce sous-titre mystérieux : « Angere », angine en latin. Sous-entendu, l'angine, ça fout les jetons, prévenez toutes les complications en prescrivant notre antibio.

Avec l'expérience, je me lâche. Pourquoi ne pas faire swinguer les plaquettes de com' classiques ? Pour une autre campagne, je remplace le document promotionnel par un jeu de l'oie lumineux. À chaque étape, une diode s'allume pour expliquer le mode d'action du médicament. Le côté ludique de l'affaire enchante les délégués : en replongeant les médecins en enfance, ce matériel éveille leur intérêt.

Chaque matin, une pulsion rituelle m'attire devant le bureau du directeur commercial. Son assistante imprime un paquet de feuilles sur lesquelles sont consignées toutes les ventes du labo : boîtes de médicaments sorties d'usine, répartition chez les différents grossistes qui livrent les pharmacies. Une fois par mois, la synthèse chiffrée s'étoffe des résultats secteur par secteur. Sans surprise, les meilleurs proviennent des coins attribués aux commerciaux les plus habiles.

Au-dessus du tas de papier, mes collègues me tiennent informé des derniers potins de la boîte. Il y a le fastidieux récit de disputes du niveau école maternelle, mais je glane aussi des informations stratégiques concernant l'humeur de tel ou tel dirigeant, ou permettant d'anticiper le pire : coupes dans le budget promotionnel d'un médicament, descente d'une grosse huile de la maison mère américaine, imminence d'un énième dîner pour « resserrer les liens » entre les équipes et soigner leur motivation.

— Mais je rêve ou quoi ? 15 %, c'est pas possible ! Il y a un truc qui cloche !

Je ne m'entends pas parler à voix haute au milieu du couloir. Et pour cause : je viens de me rendre compte qu'un délégué médical explose tous ses confrères et concurrents. Alors que le produit dont je m'occupe justement représente seulement 4 % des ventes de cette gamme de traitement au niveau national, le commercial truste 15 % des parts de marché dans son secteur. Loin devant le deuxième meilleur vendeur.

— Qu'est-ce qui t'arrive ? demande mon chef, interloqué par mon air ébahi de chimiste qui aurait découvert la molécule mutante pour soigner tous les cancers. Tu viens de gagner au Loto ? Tes ventes explosent ?

À peine lui ai-je montré la feuille qu'il éclate de rire. Même ses yeux pétillent derrière ses lunettes à montures vert et doré, révélateur bling-bling de sa bonne posture hiérarchique.

— Il y a un truc drôle ? lui rétorqué-je.

Il n'est jamais bon signe de le voir se fendre la poire. En général, deux secondes après, une tâche ingrate à accomplir en urgence vous tombe dessus, par exemple pondre une présentation pour dissuader, durant la visite surprise du lendemain, les boss américains d'accroître encore vos objectifs de vente.

— Alors, c'est quoi, le problème ? me lance-t-il.

— Regarde les ventes de ce secteur-là ! La part de marché est énorme !

— Ah, ça ne m'étonne pas. Tu n'as pas rencontré ce délégué lors du séminaire ? Rien de vraiment marquant dans sa personnalité, mais il a un secret pour vendre plus que tout le monde.

— Lequel ?

— Il vaut mieux que tu le découvres par toi-même. Va le voir travailler en situation réelle et prends-en de la graine. Ça fait partie de ton job, non, de rendre visite aux vrais vendeurs de terrain ? C'est le meilleur d'entre nous. Tu ne perdras pas ton temps.

Je suis furieux. Serais-je jaloux ? J'empoigne le trombinoscope des délégués, notre annuaire maison avec photos et coordonnées, et je l'appelle. Le rendez-vous est prévu la semaine suivante, dans le sud de la France.

Sur le quai de la gare, Supervendeur ne paie pas de mine : une tête chiffonnée, de l'embonpoint, des petites lunettes rondes d'instituteur. Pas de sourire étincelant à l'horizon. Comment l'aurais-je remarqué ? Dans la voiture, il se tait, un comble pour un commercial. J'ai fait erreur sur la personne ou quoi ? Comme le silence me met mal à l'aise, je relance sans arrêt la conversation. En réalité, il jauge le débutant que je suis. Mais je ne m'en aperçois pas.

— Tu es médecin, qu'est-ce qui t'a décidé à faire carrière dans l'industrie ? Je t'ai vu à l'œuvre au dernier séminaire. Il y avait longtemps qu'on n'avait pas autant parlé de science. Tu as eu raison de recentrer le débat sur l'intérêt du malade.

— Je ne regrette pas d'avoir lâché l'hôpital et la médecine libérale. J'adore travailler en équipe. Et puis, chez nous, du gars de terrain au directeur des ventes, tout le monde a la pêche.

— Et comme ça, tu crois que la science fait vendre ?

— Pas seule, mais c'est un plus, non ? On ne vend pas tout à fait des médicaments comme des tee-shirts. Les données scientifiques, ça compte, pour nos clients, tu ne penses pas ?

— Laisse-moi te dire qu'au quotidien les médecins que je visite sont bassinés d'arguments rationnels du matin au soir. Comme les nôtres, tous les produits présentés par nos concurrents des autres labos sont censés être les meilleurs du monde. Tu crois que c'est la logique qui guide le stylo sur l'ordonnance du médecin ?

Décontenancé, c'est moi qui ne trouve plus mes mots. Le délégué donneur de leçons enchaîne :

— Avant de faire de la visite médicale, j'ai moi aussi eu une vie totalement différente. Je me suis engagé très jeune comme missionnaire en Afrique. Un vieux père blanc m'a dit là-bas : « Si tu veux toucher le cœur des gens et les amener à écouter la parole du Christ, aide-les d'abord à mieux cultiver leurs champs, à mieux soigner leur bétail et à creuser un puits. » Les hommes doivent avoir mangé et étanché leur soif avant d'entendre la parole divine. J'ai passé plusieurs années au côté des villageois. Je pensais être venu leur apprendre les Écritures mais, en fait, c'est eux qui m'ont appris à écrire ma destinée d'homme.

Cet homme mal fagoté commence à m'intéresser. Son visage s'anime. Il se dégage de lui une sorte d'aura mystérieuse, la même qui m'avait frappé chez un ancien chartreux ami d'amis : même capacité innée à vous mettre à l'aise en deux phrases, même regard bienveillant, même conversation trépidante.

— La France te manquait ? Pourquoi as-tu abandonné ta mission en Afrique ?

— Mais je n'ai rien abandonné du tout ! Je suis rentré pour régler des histoires de famille et finalement je suis resté. J'ai épousé une femme exquise qui m'a donné quatre enfants superbes. Tiens, je te montre une photo. Et puis je n'ai pas perdu la foi, au contraire : je suis devenu adventiste.

Que répondre ? Pour un anticlérical primaire comme moi, ce genre de type, c'est le diable en soutane. Une secte, une armée de grenouilles de bénitier psychorigides. Je comprends mieux pourquoi il cartonne avec les médicaments : il a dû s'entraîner en refourguant ses psaumes aux vieilles dames esseulées.

— T'inquiète pas, je ne vais pas essayer de te convaincre de nous rejoindre. L'important pour l'homme est de croire en quelque chose. Dieu me donne la force d'aimer tout ce que je fais dans ma vie. Le secret de la réussite en visite médicale, c'est justement LA FOI. Si tu ne crois pas à tes outils marketing, alors ils sont bons à jeter à la poubelle.

Les portières de la bagnole claquent. Nous voilà sur le perron du premier cabinet médical. Avant d'entrer, le sorcier blanc me récite de mémoire le CV du docteur chez qui nous avons rendez-vous. Il sait tout de lui : son âge, son statut marital, le nombre de ses enfants, ses hobbies, sa passion pour le foot, ses préférences vestimentaires, et j'en oublie certainement.

— Mais comment tu fais pour te souvenir de tous ces détails ? Tes collègues remplissent des fiches et n'en savent pas autant ! Tu l'as placé sur écoutes ou quoi ?

— Non, je me contente d'écouter les médecins, de m'intéresser vraiment à eux.

Après quelques minutes dans la salle d'attente, un homme chargé d'une mallette pénètre dans la pièce. C'est le médecin, de retour d'une visite matinale. « Ça va mon vieux ? Ça va, et toi ? Tu sais pas la meilleure ? » Qu'est-ce qu'ils ont à se taper dans le dos comme deux vieux copains de régiment ? Il faut quand même garder un minimum de distance dans les affaires, non ? Une fois dans le bureau, il est question de tout sauf de médicaments : du centre social flambant neuf, du dernier tournoi de foot. Moi qui ne pige rien à leurs anecdotes, je ne me sens pas exclu. Leur joie d'être ensemble est communicative. Le délégué fadasse qui m'attendait à la gare s'est transfiguré en boute-en-train. Je commence à percer son secret : ce type touché par la grâce divine trimballe dans son sillage des anges rieurs qui lui servent d'assistants.

— Bon, il faut quand même qu'on parle un peu boulot. Je t'ai amené un médecin parisien, un de nos chefs de produit. Comme tu as une bonne expérience avec notre dernier médicament, je me suis dit que tu allais lui expliquer chez quels malades il fonctionne le mieux et ceux pour lesquels c'est moins bien. Ensuite, tu pourras lui faire part de tes remarques.

Durant plusieurs minutes, le généraliste évoque quelques-uns de ses patients, atteints de maladie chronique, avant de me suggérer de fournir aux docteurs des carnets à distribuer aux malades pour les aider à bien suivre le traitement.

Je promets de méditer ses observations et nous prenons congé.

Une fois dehors, mon collègue me lance :

— Tu vois, c'est cela la vraie visite médicale. Les médecins connaissent très bien nos médicaments, pas la peine d'essayer de les baratiner. Le meilleur argument pour les convaincre de prescrire, c'est eux-mêmes. Lorsque tu leur demandes de te parler d'expériences réussies, ils ne peuvent qu'en trouver, et ainsi renforcer leur opinion positive. Les docteurs ne sont pas des clients à enfumer. Quand tu essaies, ils le sentent direct. Pour moi, ce sont des gens que j'ai envie d'aider à bien faire leur boulot. Comme je les respecte, ils me respectent.

L'après-midi, nouvelle leçon de business : la gentillesse n'est pas la seule arme de prescription massive de mon nouveau mentor. Malgré ses manières bonhommes, c'est un virtuose de la manipulation. Juste avant d'entrer dans le cabinet d'un autre généraliste, il me prévient :

— Celui-ci, je l'ai envoyé en congrès. Un super-voyage à Las Vegas, tous frais payés par la boîte. Il est temps d'obtenir un retour de sa part.

Il m'explique que les autres délégués ont tendance à se précipiter pour faire la culbute. Un cadeau doit mathématiquement entraîner la montée des prescriptions. Lui prend son temps.

— Bonjour docteur, comment va ? Tu vas pas en revenir, mais je t'ai ramené un petit souvenir de ton dernier voyage. Dis donc, vous vous êtes bien marré là-bas. Une de mes collègues déléguées, tu sais, Sophie, la grande blonde qui change d'escarpins aussi souvent que de chemisier, m'a ramené plein de photos de toi. En excursion, au casino… Je t'ai fait faire un petit album souvenir pour immortaliser le truc, trois fois rien, le voici.

— Merci. C'est vrai que c'était bien. Je me suis rarement autant amusé ! Le karaoké, putain, le karaoké…

— Au fait, tu voudrais pas me rendre un petit service ? Tu prescrirais notre nouvel antibio ?

— T'inquiète, je vais le faire. Il est efficace, ça ne me coûte rien.

Je venais de prendre un cours accéléré de business et une leçon de vie. Le costume impeccable ne fait pas le vendeur. Ce délégué avait de bons résultats parce qu'il considérait les médecins non comme des clients mais comme des êtres humains. Sans parler de son génie pour détendre l'atmosphère et inciter le praticien à prescrire plus. Des techniques de vente maîtrisées deviennent invisibles comme les fils d'un marionnettiste.

Il faut croire que j'ai assimilé d'un trait toutes les leçons du super-visiteur médical. Je gagne peu à peu de l'assurance et, à mesure que je pénètre le secret des blouses blanches, une réputation d'excellent vendeur. À cette période, ma gamme de produits comprend un antibiotique exclusivement destiné aux hôpitaux. Un jour, une commerciale me téléphone en catastrophe. Ses chiffres plongent car le spécialiste des infections dans sa région a cessé de donner notre médicament à ses malades. Ma collègue ne se sent pas capable de redresser seule la situation. Quels arguments donner au chef de service ? Notre molécule est clairement moins efficace que celles de nos concurrents. L'affaire est visiblement remontée jusqu'aux oreilles du directeur des ventes. La veille de mon expédition sur les lieux du crash hospitalier, ce dernier passe la tête dans l'embrasure de ma porte et lance :

— Je compte sur toi pour redresser la situation. Tu n'as pas le choix, d'ailleurs, si tu échoues, je te casse la gueule en te mettant la responsabilité de cet échec sur le dos.

J'ai beau essayer de faire valoir que la science ne penche pas vraiment en notre faveur, il s'en fiche.

— C'est ton problème, démerde-toi comme tu veux.

Pour une fois que Robocop – c'est ainsi qu'on le surnomme – se déplace jusqu'à mon bureau, il ne me rate pas. Logique : le plus fort, le plus puissant de nous deux, c'est lui. C'est pour ça que, d'habitude, il attend toujours que je le sollicite le premier.

Je relis quand même toutes les études scientifiques concernant ce médicament afin d'y piocher un ou deux arguments valables. Rien. Même dans les publications les plus récentes. Je monte dans le train en imaginant le savon que va me passer Robocop à mon retour de mission suicide. À l'arrivée, j'ai les genoux qui flageolent mais quand même une petite idée derrière la tête. La visiteuse médicale est aussi blanche que moi. Elle se voit déjà à l'ANPE. Sans surprise, l'accueil du ponte hospitalier est glacial : « Alors comme ça, vous êtes venu de Paris pour me faire changer d'avis ? Je suis honoré de votre présence. » En cinq minutes, mes arguments minables sont balayés. Le mandarin s'amuse de me voir me noyer, ma collègue se décompose. Avant de capituler en rase campagne, je sors le joker imaginé dans le train :

— Nous sommes d'accord avec vous : ce médicament n'a plus tout à fait sa place dans la stratégie thérapeutique.

— Ah, enfin, vous le reconnaissez !

— Bon, écoutez… ma collègue a deux enfants en bas âge et moi trois. Si vous continuez à bloquer l'utilisation de notre médicament, nous allons tous les deux être virés et nous retrouver dans une sacrée m…

— Mais pourquoi vous ne m'avez pas dit ça plus tôt ? Je vais vous aider, il est hors de question que madame soit virée, je la connais depuis des années ! Quant à vous, jeune homme, j'apprécie votre franchise.

Bien entendu, j'ignore si ma collègue est mère de famille. Moi, je n'ai pas encore d'enfant. Je tremble intérieurement en réalisant que je viens de franchir un interdit, sortir de la route tracée par nos plaquettes standardisées. « D'abord, ne pas nuire. » Le fameux principe du vrai patron des médecins, Hippocrate, résonne dans ma tête. Mais la fin efface le côté obscur des moyens. Sur le chemin du retour vers la gare, nous convenons avec la déléguée de taire les raisons de notre succès à notre hiérarchie. Le lendemain, le directeur des ventes vient marmonner quelques phrases inaudibles à la porte de mon bureau. Dans son langage de tueur d'incompétents, sans doute des compliments. Le médicament, lui, retrouve très vite sa place au sein des prescriptions du CHU.

Cette histoire reflète bien l'état d'esprit de certains médecins d'alors, mais pas le mien. Il y a vingt ans, je croyais nos médicaments nécessaires et efficaces. Une bonne partie l'était sans doute.

Mon ego enfle à la mesure de mon compte en banque. J'en veux toujours plus, jusqu'à l'ivresse : toucher un nombre toujours plus grand de malades, augmenter mes parts de marché. Comment m'apercevrais-je de la dépendance au succès dans laquelle je suis en train de tomber ? Tous mes collègues en sont atteints. La direction la cultive tout en la partageant. Du vendeur de base au PDG, du chef de produit au directeur des ventes, nous avons tous les yeux brillants de triomphe. Les feuilles récapitulatives devant le bureau du directeur commercial m'aimantent à l'heure du café. Je surveille l'évolution des ventes comme un drogué.

Il faut avoir vécu une telle période de croissance insolente, qui semble ne jamais vouloir prendre fin, pour comprendre. La courbe grimpe au-delà du raisonnable. Au lieu de licencier les commerciaux, comme aujourd'hui, on étoffe le maillage de notre filet attrape-docteurs en les embauchant à tour de bras. Les délégués remplissent leurs objectifs sans peine. Pas de mur infranchissable entre eux et les gens du siège.

Quinze ans plus tard, ils nous auraient traités d'incapables, de mollassons. Je garde en mémoire une anecdote à peine croyable maintenant que la crise a changé nos vies. Je suis en visite dans un CHU avec un délégué. Un gros malin qui n'a pas besoin de moi pour faire l'article. Un peu assoupi, en position d'écoute passive, je manque de bondir de ma chaise en l'entendant demander du tac au tac au ponte s'il ne peut pas arrêter de prescrire notre médicament jusqu'à la fin décembre. Aucun problème d'approvisionnement à l'usine, le gars veut simplement se ménager une coquette prime l'année suivante. Il a déjà atteint son objectif pour l'exercice en cours, pas un franc de plus à espérer. Par contre, si les prescriptions continuent à grimper au dernier trimestre, il risque de se faire taper sur les doigts : on l'accusera d'avoir mal estimé le potentiel succès de nos médicaments, conduisant ainsi ses supérieurs à sous-évaluer leurs attentes. Ou alors ses chiffres exorbitants pourront inciter la maison mère à fixer un nouveau seuil, hors d'atteinte. Voir les bonus vous passer sous le nez, c'est le cauchemar des salariés de l'industrie pharmaceutique ! Il arrive à la hiérarchie intermédiaire d'ordonner un bon coup de freins, histoire de ne pas nous retrouver trop au-dessus des prévisions annuelles. Les directeurs régionaux demandent alors aux délégués médicaux d'en garder sous le pied. Bien réveillé par la franchise de mon collègue commercial, je m'attends à voir le chef de service de l'hôpital devenir rouge de colère : on le traite comme un vulgaire VRP de notre industrie. Eh bien non, le mandarin accepte de ne plus prescrire notre molécule jusqu'à l'année suivante.

Comme dans toute organisation pyramidale, des requins rôdent, prêts à arracher d'un coup de mâchoire la promotion qui vous est promise. Qu'importe : la DRH vous convoque quelques semaines plus tard pour vous proposer une fonction plus intéressante que celle qu'on vous a chipée. Surtout, ces types-là sont des prédateurs solitaires.

Dans l'ensemble, il règne une ambiance agréable au bureau. Le succès nourrit une euphorie contagieuse. Rien ne semble pouvoir arrêter la vague sur laquelle nous surfons cheveux au vent. Les salariés les plus performants de l'année ont toujours droit à un traitement VIP. Excepté la fois où une grippe carabinée m'empêche d'aller faire la fête dans un palais de Saint-Pétersbourg, j'en suis. Un de mes meilleurs souvenirs ? Une balade en train privatisé dans l'arrière-pays niçois avec pique-nique et orchestre champêtre sur les bords de la rivière.

Mis à part Robocop, qui nous passe de temps à autre un savon, la hiérarchie fait sauter les bouchons de champagne plutôt que les têtes. Comme lors d'un mémorable séminaire en Belgique. Après une journée studieuse dans un hôtel de Bruxelles, toute la troupe est convoyée vers Gand en autocar. Une immense boîte de nuit a été réservée pour nous permettre de nous délier les jambes. Plus accro à mon oreiller qu'à la lambada, je rentre dans l'un des premiers bus. Mais le service de navette fonctionne toute la nuit et les jusqu'au-boutistes de la fiesta pourront voir le soleil se lever derrière la vitre du dernier car. Le lendemain de bonne heure, sans surprise, tous mes collègues et moi sommes présents dès 8 heures en salle de réunion. La journée doit commencer par un discours du PDG. Ce n'est pas son genre d'être en retard. Tout à coup, il bondit sur l'estrade :

— J'espère que vous vous êtes bien amusés hier soir. L'organisation était vraiment parfaite mais il conviendrait peut-être de faire un comptage à l'aller et au retour pour s'assurer que personne ne manque à l'appel. J'ai le regret de vous informer que quelqu'un a été oublié hier soir dans la boîte à Gand.

Quel boute-en-train, notre patron ! C'est le *number one* au concours des blagues potaches ! Alors que tout le monde se demande si quelqu'un a vraiment été lâché en plein plat pays et qui ça peut être, il reprend :

— Moi.

Nous nous serions bien retenus de rigoler, mais puisqu'il est le premier à se moquer de sa mésaventure… Il enchaîne sur son discours d'un ton badin et nous n'entendons plus jamais parler de l'incident ni de quelconques représailles. Époque bénie des profits insolents, du management par le rire et la fête.

7

Amitiés sur ordonnance

Une position se mesure aussi à la longueur du capot. Dans notre industrie, les bagnoles symbolisent la place dans la hiérarchie. Aux commerciaux qui avalent pourtant le plus grand nombre de kilomètres, les voitures de base sans option. Les délégués chargés de soigner les ventes de médicaments à l'hôpital sont, eux, un peu mieux lotis. Ensuite, viennent les cadres du siège, abonnés aux berlines françaises.

À mes débuts, l'air conditionné était l'apanage des directeurs de département et la boîte automatique, celui du PDG. Avec la démocratisation de la clim, il faut se distinguer autrement. Les chefs de service se rabattent sur les automatiques. Et pour maintenir leur prééminence, les directeurs et leurs adjoints décrochent des chauffeurs. Clairement, ils ne tiennent plus eux-mêmes le volant. Et s'il s'agissait d'une métaphore, cachée celle-là ? Un privilège en forme de cadeau empoisonné de la part de multinationales qui, à la fin des années quatre-vingt-dix, commencent à rogner les prérogatives des patrons de filiales.

405, 605, Renault Espace, Citroën XM, Renault Safrane, BMW… Je grimpe la hiérarchie à la vive allure promise par le PDG. L'intérêt de ces véhicules confortables n'est pas seulement de me rassurer quand j'aperçois mon reflet sur intérieur cuir dans le rétro. Ils me servent surtout à trimballer dans une bulle de confort les pontes hospitaliers que j'emmène déjeuner au restaurant. Il faut chouchouter ces « leaders d'opinion », car ils soufflent quasiment le texte des ordonnances de leurs confrères libéraux. Ce sont les bonnes fées d'une nouvelle molécule ou, au contraire, les vilaines sorcières qui gâchent le baptême en jetant un sort de leurs stylos Montblanc.

Les plus puissants d'entre eux, orateurs dans les congrès internationaux, présidents de sociétés savantes transnationales, auteurs de dizaines d'articles dans les prestigieuses revues scientifiques anglo-saxonnes, se voient coller l'étiquette de KOL. Un acronyme anglais qui signifie « *key opinion leader* », c'est-à-dire, littéralement, « leader d'opinion clef ». Eux ne font pas l'opinion, mais tout simplement la pluie et le beau temps en orientant les prescriptions de leurs pairs. Je consacre donc une partie de mes journées à les dorloter, à rehausser la haute idée qu'ils se font d'eux-mêmes, à inventer les moyens les plus tordus pour les acheter en toute discrétion.

Déjeuners, congrès, invitations à des conférences ou au conseil scientifique du labo, réalisation conjointe d'études post-commercialisation sur nos nouveaux médicaments… Ce lobbying intense auprès des VIP de la médecine est au cœur de mon job de chargé d'affaires médicales. Dans toute l'industrie pharmaceutique, cette mission incombe aux départements médicaux. Je l'ai expérimentée dans ma première boîte et l'approfondirai, à partir de 1998, chez mon nouvel employeur, un autre grand labo américain.

Avant d'atterrir dans l'armoire à pharmacie, un médicament a fait un long voyage, du cerveau de son inventeur jusqu'aux rayonnages des officines. Ce processus prend en général plus d'une dizaine d'années. C'est un parcours d'obstacles à la fois scientifique et administratif. D'abord, les chercheurs testent leur invention sur des rats. Si les rongeurs en réchappent, ils passent aux humains, des volontaires en bonne santé – souvent des étudiants fauchés ou de jeunes chômeurs robustes – à qui on administre différentes doses pour s'assurer de la sécurité du produit. C'est la phase 1. Les médicaments sont ensuite essayés sur leurs cibles : des malades, en petit nombre. Durant cette phase 2, un seuil d'efficacité et de toxicité est déterminé. C'est au cours de la troisième étape – phase 3 – que mes collègues de la pharmacologie clinique commencent à tisser des liens avec les fameux médecins stars de l'hôpital. Pour obtenir un ticket d'entrée sur le marché, l'industriel fournit un certain nombre d'études dites cliniques. Ces travaux doivent démontrer l'efficacité du traitement et son absence de danger sur un grand nombre de personnes. Les hôpitaux constituent d'excellents terrains d'expériences grandeur nature. Les malades, tous volontaires, sont divisés en deux groupes : le premier prend le traitement, le deuxième un remède plus ancien ayant fait ses preuves ou un placebo, c'est-à-dire rien du tout. Les résultats sont récoltés par les praticiens de l'équipe, comme ce fut mon cas avant de me faire recruter dans l'industrie. Des salariés du labo harcèlent les hospitaliers pour leur faire remplir quantité de données. Tout travail méritant salaire, notre boîte rémunere le service hospitalier 20 000 francs par patient. Sachant que les grosses équipes ne sont pas monogames et cultivent des amitiés simultanées avec différentes sociétés, les gains pour les hospitaliers dépassent parfois le million de francs par an.

Phase 1, phase 2, phase 3… Les haies ont toutes été sautées. La nouvelle molécule vient de décrocher le feu vert des autorités sanitaires. Son prix de remboursement par la Sécu a été fixé. La campagne de lancement est fin prête, les plaquettes de com' sortent de chez l'imprimeur. Grâce à son épais carnet d'adresses, le labo a téléguidé des articles élogieux dans la presse médicale. Comme les journalistes sont des collégiens qui copient sur leurs voisins, les publications généralistes lui emboîtent le pas. Le buzz est excellent, comme on dirait aujourd'hui.

Oui, mais encore quelques efforts. Les pontes des grands CHU doivent m'aider à vendre mon bébé. Je leur propose, sous divers prétextes, de continuer à tester le médicament. C'est le début des études de phase 4, celles qui interviennent après la commercialisation, mon tour de passe-passe favori. Rien de bien compliqué à mettre au point. Derrière un vernis scientifique, un accord tacite entre le leader d'opinion et moi : je vous paie pour faire mine d'explorer les autres potentialités de mon produit. En retour, vous aiderez son succès en le prescrivant à vos malades.

« Ma » première étude post-commercialisation portera sur les bienfaits de la prise de Subutex. Ce médicament destiné aux toxicomanes a suscité une polémique géante avant son arrivée sur le marché. « La Sécu fournit et rembourse la drogue des drogués », martelaient les opposants. Finalement, il a été agréé, mais tant d'objections ont été soulevées que le travail de lobbying doit continuer. Mon but est simple : démontrer que, une fois sous traitement, les toxicomanes délinquants deviennent de gentils patients. Prouver qu'ils trouvent un logement et un boulot, renouent avec leurs familles et amis, que le spectre de la prison s'éloigne avec la fin des activités de deal. Je recrute des généralistes et des chefs de service hospitaliers qui travaillent vite et bien.

À l'époque, les détracteurs disent que le Subutex risque de devenir une drogue que les toxicomanes s'injecteraient à la seringue, comme de l'héroïne. Notre investigation en commun suggère le contraire : 10 % seulement des patients transforment le remède en nouveau mal. Mais la médecine fourmille d'autant d'esprits critiques et libres que de crédules. Suspectant un biais dans notre travail, des chercheurs indépendants de l'industrie pharmaceutique lancent d'autres études aux résultats inverses : la moitié des malades se piquent, avec des conséquences désastreuses pour leur santé. Ces publications me donnent des sueurs froides : je sais que ma propre étude souffre d'un grave défaut de méthode. Aucun scientifique épris d'objectivité ne ferait évaluer un traitement par des médecins généralistes et hospitaliers archiconvaincus de son efficacité !

Une bataille perdue, mais la guerre peut toujours être gagnée : je bâtis un argumentaire étoffé pour faire passer l'idée que, étant en contact avec le corps médical, les toxicomanes qui s'injectent le Subutex ont recours à des seringues propres et neuves. Certes, l'objectif premier – mettre fin aux shoots – n'est pas atteint, mais le médicament induit une autre avancée de santé publique : la diminution de la transmission du sida et des hépatites virales. Un peu tiré par les cheveux, je vous l'accorde. L'Agence du médicament finit par nous interdire d'utiliser notre étude comme argument auprès des médecins prescripteurs. Trop tard pour ralentir l'essor du produit : en 2000, le Subutex est la meilleure vente de notre filiale.

Ces pseudo-travaux scientifiques sont de vraies machines à remplir les caisses du labo. Petite précision de vocabulaire : en France, ces études de prescription des médicaments sont pudiquement baptisées « observatoires ». Cela signifie que notre enquête ne change en rien la prise du traitement, nous nous contentons de regarder ce qui se passe. Si les malades n'y participaient pas, ils seraient soignés de la même manière. Une loi non écrite du marketing pharmaceutique stipule qu'un lancement réussi doit toujours s'accompagner de la mise en place d'un tel outil.

La pratique concerne surtout les « fausses maladies » inventées par les labos pour médicaliser tous les soucis de l'âge et de l'existence et en tirer du profit : perte de libido, problème de surpoids, ménopause, chute de cheveux, mais aussi certaines infections respiratoires, cholestérol... L'opportunité de donner un traitement dans ces cas-là étant discutée, la décision du médecin doit être influencée. En revanche, il y a un intérêt limité à créer de telles grosses machines pour de vraies pathologies : un médecin donnera quoi qu'il en coûte le traitement anticancéreux susceptible de sauver la vie de son patient.

En travaillant avec nous, les praticiens s'habituent à prescrire le produit. « Il faut le leur faire goûter », disons-nous. Avec la bénédiction des autorités : la Sécu rembourse les produits testés et l'Agence du médicament accorde sa bénédiction sans sourciller. Aux États-Unis et en Allemagne, au contraire, mes homologues doivent batailler pour décrocher l'autorisation de mener des études post-commercialisation.

Seule difficulté de l'exercice, une bonne dose de patience est nécessaire pour triompher des lenteurs administratives. Une fois rédigé, le projet doit être validé par la Commission nationale Informatique et libertés, par un comité d'éthique et par l'Ordre des médecins avant d'être soumis à l'autorité sanitaire. Il faut ensuite désigner un des leaders d'opinion de notre vivier maison comme expert chargé du pilotage de cette gigantesque machinerie. Les membres du pseudo-conseil scientifique sont piochés dans les rangs de nos « amis » médecins, avec l'aide des responsables des ventes ou du marketing. On n'est jamais mieux servis que par les collègues de l'étage du dessous ! Toute la paperasse est sous-traitée à une société spécialisée dans la compilation des données.

Durant toute cette préparation, les gars du marketing et des ventes nous mettent une pression permanente. Il faut accélérer les choses, il en va de notre avenir à tous. Quand je les entends se défouler contre les « branleurs du département médical » à la machine à café, je me réfugie vers les toilettes en repoussant l'heure d'avaler mon petit noir. Inutile de tenter de les raisonner, de leur expliquer que nous pâtissons nous aussi des délais administratifs. Ils nous trouvent consubstantiellement « lourdingues ». Tous mes collègues du département médical n'encaissent pas aussi bien que moi ces critiques incessantes. J'en ai vu craquer sous la pression négative qui incite à accélérer en faisant n'importe quoi.

Pas d'étude, sérieuse ou bidon, sans prescripteurs pour la mener à bien. Les visiteurs médicaux sélectionnent les médecins au meilleur potentiel. Pour gommer le côté commercial du procédé, nos prestataires extérieurs chargés de la paperasse font eux-mêmes le recrutement des blouses blanches. Comme les autorités, les prescripteurs, généralistes ou hospitaliers, nous ouvrent grands les bras. Il leur suffit de remplir une feuille de renseignement durant la consultation pour empocher 50 à 100 euros. L'exercice devant être reproduit cinq fois dans l'année, cela fait 400 euros en moyenne par malade. Soit 4 000 euros par an si dix patients jouent le jeu, une coquette prime de Noël sans trop d'efforts !

C'est une constante du marché du médicament : la mise en place d'une étude postcommercialisation facilite la « pénétration » d'une nouvelle molécule. Le retour sur investissement, lui, dépend du nombre de patients enrôlés, du coût total du projet et des honoraires des médecins. Une fois encore, nos intérêts et ceux de nos concurrents convergent. Lorsque les observatoires se multiplient sur un même marché, le volume global des prescriptions augmente, tous les industriels font des bénéfices.

— Mais à quoi servent les délégués médicaux si les observatoires permettent d'augmenter les ventes ? demande un jour le directeur juridique, en pleine réunion avec le PDG.

Sa question faussement naïve jette un froid.

— À ce rythme-là, nous pouvons très bien nous retrouver un jour ou l'autre accusés d'abus de position dominante… continue-t-il.

Sa frilosité contraste avec l'enthousiasme des collègues du marketing et des ventes qui planifient en permanence de nouvelles études. Ils débarquent à longueur d'année dans mon bureau en criant : « Il nous faut absolument des observatoires », « C'est essentiel comme ticket d'entrée » ou encore « Tout doit être prêt pour le mois prochain. » Comme la loi américaine réprouve la pratique, aucun document interne ne doit afficher notre but noir sur blanc, à savoir : faire prescrire et doper les ventes. Certains de nos dirigeants font même semblant d'ignorer le sens de la manœuvre. Un jour, le directeur des ventes de la zone Europe vient à Paris pour assister à une réunion avec tout le gratin de la filiale.

— Pourquoi réalisez-vous autant d'observatoires ? me demande-t-il.

— Pour des raisons purement scientifiques !

Mon mensonge convenu est tellement énorme qu'il passe comme une lettre à la poste. L'archi-directeur paraît satisfait de l'argument. Ignore-t-il vraiment que les bonnes ventes de sa filiale reposent en partie sur des pratiques douteuses ? Difficile à croire à ce niveau de responsabilité. Dans la salle, tout le monde salue mon hypocrisie d'un silence non moins hypocrite.

Ces manipulations continuent. Elles prospèrent même. Quiconque ferait la somme des patients inclus dans certaines études en France s'apercevrait qu'elle dépasse parfois le nombre réel de malades ! Dans ces cas extrêmes, qui heureusement sont l'exception, tous les patients disponibles ont été recrutés par les labos ! Et tous rapportent de l'argent à leurs médecins ! En revanche, il arrive que les résultats de ces pseudo-travaux ne soient même pas publiés. Parce qu'ils n'ont aucun intérêt scientifique ou qu'ils contiennent des données « gênantes » concernant la sécurité du médicament.

Si nos patrons et les autorités sanitaires s'aveuglent, l'alerte sonne outre-Atlantique. Un jour, les responsables de la maison mère décident de couper le robinet de trois grosses études postcommercialisation. Ils se sont aperçus qu'elles représentent à elles seules plus de deux tiers des ventes. Les projets sont annulés. À charge pour nous de prévenir les médecins et de gérer l'effondrement des bénéfices de la filiale. Pour tenter d'éviter le désastre, les coups de fil transatlantiques se multiplient. Un supérieur américain m'appelle :

— Il paraît que vous contestez notre décision de tout arrêter au motif que la loi française est bien plus permissive que les règles en vigueur chez nous ?

— C'est exactement ça. Votre législation est beaucoup plus dure. Ici, on n'a jamais vu un labo être poursuivi pour avoir capté un trop grand nombre de patients dans ses études.

— Eh bien, la France est une terre bénie pour l'industrie pharmaceutique ! Ce ne serait pas tolérable aux États-Unis quand on connaît les milliards de dollars de déficit de votre Sécurité sociale !

8

Agent de voyages pour VIP

J'ai un nombre incalculable d'autres tactiques pour mettre les leaders d'opinion dans ma poche. Les médecins sont, comme tous les êtres humains, de grands enfants qui adorent les colonies de vacances. On s'amuse, on tisse des liens qui perdurent au fil des décennies. Mes nouvelles fonctions prévoient que je participe chaque année à plusieurs congrès médicaux à l'étranger : États-Unis, Japon, Europe. Ces manifestations rassemblent des centaines de spécialistes d'une discipline sous la houlette des associations de praticiens, les fameuses sociétés savantes.

Comme les autres, mon labo invite les blouses blanches utiles au succès du business. Les leaders d'opinion les plus influents croulant sous les sollicitations, si je réussis à les attraper dans mes filets, je leur offre un vol en classe affaires. Hilton, Ambassador, Hyatt, Ritz, ces mandarins descendent dans les mêmes hôtels de luxe que le gratin des labos. C'est un investissement rentable : entre les communications scientifiques, les rendez-vous s'enchaînent entre les VIP de la médecine publique et ceux de l'industrie.

Un cran au-dessous de ces stars, les praticiens identifiés comme des « gros prescripteurs » par les ordinateurs de mon labo se contentent d'un vol en classe économique et d'hôtels de moyenne gamme. Dans ce cas, une agence de voyages mandatée par nos soins supervise les détails, de la réservation des billets à celle des chambres. Mais l'encadrement du groupe fait partie de mon boulot. Avec plusieurs autres cadres, je me retrouve à l'aéroport de Roissy au petit matin pour prendre mes fonctions de moniteur de colo. Comme avec un groupe d'ados, les ennuis commencent avant le décollage. Un des invités, forcément, a oublié son passeport. Quelques heures plus tard, à l'arrivée sur le sol américain, rebelote. Après le passage de la douane, un médecin manque à l'appel. Je le découvre quelques minutes plus tard dans un local de la police, en état d'arrestation. Le malheureux a voulu expliquer qu'il vient assister à un congrès sur la toxicomanie. Dans son anglais de lycéen, cela a donné : « Je suis un trafiquant de drogue. » C'est du moins ce qu'ont compris les flics de l'aéroport. Pour se tirer de ce mauvais pas, il se vante de connaître des responsables de la DEA, l'équivalent français de la brigade des stups. Ce qui aggrave son problème : ses interlocuteurs croient qu'il a dans le passé été arrêté par la DEA. Sans mon arrivée, il aurait certainement fini la soirée dans les geôles de Kennedy Airport à New York. Je sors ma carte professionnelle de salarié d'un labo américain et explique que ce monsieur fort peu polyglotte est mon invité. Au bout de deux minutes, les ordinateurs de la police confirment que son casier judiciaire est vierge. À notre arrivée dans le bus, l'affaire occasionne un gros chahut :

— Ça y est ? Vous avez été libérés ? En même temps, votre arrestation ne nous a pas surpris. Dans ce labo, on se doutait que vous étiez dans des trafics douteux. Vous refilez quoi comme came ?

Ces petits désagréments font – même si l'on ne s'en aperçoit pas sur le moment – le sel de tous les voyages.

Les nôtres n'échappent pas à cette règle. Des années après, le souvenir d'une valise perdue et cherchée dans tous les recoins de l'aéroport d'Atlanta par une équipe de joyeux carabins reste en mémoire tandis que la teneur exacte des controverses médicales s'est effacée depuis longtemps. Les galères traversées en commun soudent les hommes comme les manœuvres de nuit au temps du service militaire.

Un jour, notre meute se rend à un congrès à Boston. Pour récompenser la fidélité de nos plus influents prescripteurs européens, nous les avons invités à arriver un jour plus tôt aux États-Unis. Au programme, la visite de notre centre de recherche dans les environs de New York. Le soir, les invités, plusieurs dizaines de médecins, doivent rallier Boston par les rails. Au bout d'une centaine de kilomètres, le train spécial affrété par la compagnie s'arrête en pleine campagne. Les minutes passent, une heure peut-être. Des médecins commencent à ouvrir les portes des wagons pour se promener sur les voies. Un cauchemar pour les organisateurs, c'est-à-dire nous. Mais ce n'est que le début. Un obstacle bouche le passage, une grue spéciale doit venir le dégager. Pendant ce temps, une blouse blanche espagnole sort une guitare de ses bagages et commence à chanter. Une odeur de saucisson ibère se répand dans tout le wagon. Les Italiens, eux, organisent une partie de pétanque à côté du train : les cailloux de ballast serviront de boules. Je découvre le talent de certains chefs de service de CHU français en remontant jusqu'au premier wagon où un concours de chants – pas tous paillards – s'improvise. À la tombée du jour, les musiciens des différents pays unissent leurs forces pour transformer le train en boîte de nuit géante. Sous le regard impassible des Allemands qui attendent la réparation bras croisés sur leur siège.

Pas de miracle : la grue échoue à dégager le tronc d'arbre. Ni une ni deux, les French Doctors s'élancent dans la nuit américaine à la recherche d'une gare routière. Je dois me faire aider d'un contrôleur du train pour parvenir à les en dissuader : nous sommes à au moins dix miles de la ville la plus proche. Au bout d'un moment, la compagnie ferroviaire Amtrack décide une marche arrière toute : direction New York, notre point de départ. Il est 4 heures du matin. Des centaines de zombies épuisés errent dans Central Station, déserte à cette heure. Dans un remake des taxis de la Marne, nous prenons d'assaut les *yellow cabs*, direction l'aéroport. Un de mes collègues obtient du siège européen, ouvert à cette heure, l'autorisation d'acheter des billets d'avion pour tous les rescapés. Les services de sécurité paraissent épouvantés. Du coup, ils fouillent absolument tout le monde. Comme d'habitude, je fais la voiture-balai afin de récupérer in extremis un éventuel retardataire. Lorsque je grimpe dans le New York-Boston, on annonce la fermeture des portes. L'avion de ligne décolle avec une demi-heure de retard sous les hourras des docteurs européens. Au lieu de tuer notre réputation de GO, cette équipée fait grimper notre cote auprès de nos « clients » médecins. Alors que je lui demande s'il n'en a pas gardé un trop mauvais souvenir, l'un d'eux me dit quelques mois plus tard :

— Mais on s'est bien marrés !

Les congrès médicaux m'intéressent moins que leurs coulisses. Durant les temps morts entre deux speechs brillants, je continue d'approfondir mes contacts avec les leaders d'opinion. Rien de tel que des bons moments partagés (la visite d'une distillerie dans le sud des États-Unis, celle d'un musée célèbre de Philadelphie, un karaoké en Italie) ou la découverte de hobbies communs (la moto, les grands crus) pour se rapprocher. Autre classique : les parties de shopping. En général, la question des emplettes est abordée dès le vol aller. Accessoires de golf, matériel électronique, vêtements de marques introuvables en France pour les épouses ou les enfants.

Mes attributions sont aussi larges que les lits *king size* des hôtels où nous descendons. En une seconde, l'assistant personnel chargé du shopping que je suis devenu se transforme en diplomate roué. Même si la nourriture et les vins sont excellents, un dîner peut toujours mal tourner. Les esprits s'échauffent, on aborde le sujet tabou : la politique, un vrai tue-business. Malgré mes efforts, impossible d'éloigner le danger ce soir-là.

L'élection présidentielle de 2007 approche, tout le monde s'emballe. Je suis incapable de faire glisser les débats sous des cieux plus cléments, les convives s'accrochent à leur polémique. Sans donner mon opinion, je leur conseille de faire un pari et de se retrouver l'année suivante pour faire le bilan. Au lieu d'apaiser l'atmosphère, je viens de mettre de l'huile sur le feu. Mon voisin de table, un docteur, sort de sa poche un gros billet de banque. Il le plaque sur la table en me regardant :

— C'est avec toi que je vais faire un pari. Toi qui travailles pour les amerloques et les capitalistes, je suis certain que tu n'es pas du même bord que moi. Allez, on parie ?

— Je suis obligé de refuser, je ne voudrais pas te prendre ton argent aussi facilement. Tu imagines ensuite ma réputation dans le métier. D'habitude, c'est nous qui donnons de l'argent, pas l'inverse.

Ma sortie a détendu l'atmosphère. Tout le monde se sert un bon verre de vin en rigolant et oublie les controverses politiques. À nous voir pouffer comme des collégiens en voyage de classe, on pourrait croire que des amitiés solides se nouent entre la poire et le fromage. En réalité, les complicités sincères sont aussi rares que les vrais serments d'éternité à la fin d'une colo. Les relations avec ces faiseurs d'opinion doivent rester professionnelles. Combien de fois ai-je entendu des formateurs nous avertir du danger de développer de vrais liens avec les « clients » ? Un avertissement que serinait aussi mon premier directeur des ventes :

— N'oubliez pas que les clients ne sont pas vos amis. Si vous avez ce type de relations avec eux, ils ne vous respecteront pas dans la durée et ce n'est d'ailleurs pas ce qu'ils attendent de nous. La seule chose qui les intéresse, c'est leur carrière, le pouvoir et l'argent, tout comme nous. Tant que vous pourrez leur donner ce qu'ils veulent, tout ira bien, mais le jour où un concurrent viendra leur proposer une offre plus alléchante, soyez assurés qu'ils vous quitteront sans le moindre remords.

Quelques années plus tard, un jeune collègue se fait vertement réprimander par son supérieur. Le débutant se vante d'avoir mis un grand leader d'opinion dans sa poche.

— Il serait sans doute ami avec le diable en personne s'il lui proposait les montants d'investissements que nous mettons chaque année sur sa tête, tacle son chef.

À l'époque, la rumeur prétend que ce médecin s'est tellement fait d'argent grâce à notre entreprise qu'il a pu acheter un appartement en face de Central Park à New York. Information invérifiable, mais la boîte lui verse chaque année plus de 100 000 euros.

Les entreprises ne sont pas les seules à penser business. Si de nombreux leaders d'opinion se satisfont de leur traitement hospitalier et reversent toutes les sommes provenant de l'industrie à leurs labos de recherche, il y a parmi eux de vrais commerçants. Avec un collègue, j'invite un jour à déjeuner deux mandarins parisiens. Impossible de rester les bras ballants : les ventes du poids lourd de nos médicaments s'effondrent au profit de la concurrence.

— Nous sommes inquiets. Vous nous diriez pourquoi ça dégringole ? Nous avons bien conscience que c'est un service que nous vous demandons, mais cette information serait précieuse pour nous.

— C'est simple : vous avez réduit très fortement les investissements auprès de l'ensemble de la profession et votre concurrent en a profité pour revenir en force et proposer des actions de partenariat que nous désirions !

Je ne m'attendais pas à une telle franchise de la part de ces deux médecins. Ni à une telle leçon de capitalisme : nous avions fait l'erreur classique des entreprises qui dominent un marché. Elles croient pouvoir rester l'acteur principal tout en diminuant leurs efforts commerciaux. Il ne suffit pas d'avoir un bon produit, il faut se démener pour le vendre.

Quelques semaines plus tard, nous élargissons le cercle en invitant la quasi-totalité des pontes hospitaliers prescripteurs de notre médicament en méforme. L'orateur maison se jette à l'eau en leur parlant des avantages médicaux de notre molécule, sous les yeux de notre PDG tellement inquiet qu'il a fait le déplacement. Mon collègue n'a pas besoin d'en rajouter, notre produit est vraiment très efficace. Mais, au lieu d'un auditoire attentif, il a devant les yeux une marée de visages silencieux, totalement fermés. Au bout d'un moment, il s'interrompt, visiblement un peu perplexe. Le patron essaie à son tour :

— Il y a quelque chose qui ne va pas ?

— Tout va bien, mais on a voulu vous donner une bonne leçon, répond l'un des pontes, certainement mandaté par ses confrères.

— C'est parfaitement clair. Ne vous inquiétez pas, les investissements vont reprendre et retrouver leur niveau d'avant les coupes budgétaires.

Tous les leaders d'opinion ne travaillent pas pour la gloire. Certains savent même parler d'argent les yeux dans les yeux. Quelque temps après la reprise de nos efforts financiers, les ventes du produit se mettent à remonter. C'est structurel : il ne peut exister d'amitié durable entre les groupes pharmaceutiques et l'élite des hôpitaux publics. Les alliances et les fâcheries se succèdent au gré des moyens mis sur la table par l'industrie. Que l'intensité ou la fréquence de ces cadeaux baisse, et les liens se distendent. Pour se réchauffer quelques années plus tard à la faveur d'un nouveau partenariat.

La plupart de ces mandarins ont l'habitude de dire : « Je travaille pour tout le monde, donc je ne dois rien à personne. » J'avais plutôt tendance à les regarder comme des mercenaires prêts à manger à tous les râteliers. Sans les juger ni les mépriser, j'observais juste que certains avaient un double visage : médecins dévoués et habiles hommes d'affaires. Je crois vous avoir déjà parlé de ma découverte des zones grises, de la complexité des caractères humains. J'ai eu l'occasion de constater, en patientant dans leurs salles d'attente à l'hôpital, que certains commerçants retors ont une réputation d'excellents thérapeutes. Seulement, ils ne sont dupes de rien.

Si la confiance constituait le socle de leurs relations avec les industriels, ces stars resteraient fidèles en cas de difficulté. Ce n'est jamais le cas. J'ai moi-même réussi à retourner un leader réputé travailler exclusivement avec nos concurrents. Au lieu d'attendre le tout dernier moment pour lui faire du gringue, nous avons posé nos pions deux ans avant la sortie prévue de la molécule. Le jeu en vaut la chandelle : ce professeur renommé a ses entrées comme expert à l'Agence du médicament et aussi au niveau européen. Il vient de faire retarder le lancement d'une molécule d'un de nos concurrents. Son raisonnement scientifique est excellent, sa prudence bénéficie aux patients. Mais 100 millions d'euros échappent à notre concurrent à cause de ce retard. Il faut à tout prix éviter de connaître la même mésaventure avec notre nouveau médicament. Mieux vaut investir que guérir.

Plusieurs cadres de notre entreprise prennent rendez-vous auprès de lui sous des prétextes divers. Chacun propose de soutenir son labo universitaire alors que ses domaines de recherche n'ont rien de prioritaire pour nous. Mes collègues du marketing lancent opportunément plusieurs opérations de formation auxquelles il est convié. On lui propose également de valider une importante étude scientifique. Ses travaux sont novateurs, sa réputation mondiale et ses équipes au top, mais, sans les arrière-pensées qui nous animent, jamais nous ne mettrions la main à la poche. On lui fait un pont d'or, « la totale » comme on dit dans notre jargon, parce que, comme d'autres vedettes médicales, il détient la clef des ventes à venir. Je ne sais pas s'il en a conscience, mais nous venons de l'acheter. Pas lui, son labo : il ne touche personnellement pas le moindre euro. L'enrichissement personnel est loin d'être le premier motif de collaboration avec l'industrie : la plupart des médecins veulent tout simplement financer leurs activités de recherche dans un domaine où les financements publics manquent. Ces méthodes d'influence sont légales, transparentes et autorisées par les différents organismes de contrôle. Mais l'« amitié » n'est pas un long fleuve tranquille. L'année suivante, le super-ponte démissionne de ses fonctions au niveau européen. Il ne sera jamais l'expert chargé d'examiner notre demande d'accès au marché ! Qu'importe : dans quelques mois, nous aurons « recruté » d'autres nouveaux « amis » de la boutique…

Il y a encore plus efficace qu'un karaoké ou une virée dans les grands magasins pour harponner un médecin star.

Le grand secret de l'industrie pharmaceutique, ce sont les « *boards* », ou conseils scientifiques. Ces réunions VIP regroupent le gratin des labos et celui des hôpitaux. Les leaders d'opinion jouent des coudes pour obtenir un ticket d'entrée. Les heureux élus deviennent membres d'un club fermé, une petite élite médicale payée 3 000 à 4 000 euros la demi-journée pour huit à dix réunions par an. C'est un sésame vers d'autres activités très lucratives : orateur pour la formation professionnelle des médecins et les congrès, coordinateur d'études de développement de nouveaux médicaments avec publication de leurs résultats dans de grands journaux médicaux. C'est aussi le couronnement et l'accélérateur d'une carrière. Membre d'un premier *board*, le super leader est courtisé par un deuxième labo, et ainsi de suite.

En théorie, pour éviter de dévoiler les secrets industriels de chaque entreprise, le VIP doit signer une clause de non-concurrence. En pratique, les mandarins ont souvent la langue bien trop pendue. Je le sais pour leur avoir moi-même soutiré des informations sur le moral de mes concurrents. À la sortie d'une réunion, certains s'empressent de tout raconter à leurs correspondants des autres labos. Ce qu'ils ignorent, c'est que nous, les gars de l'industrie, ne sommes pas dupes. Le risque de voir quelques chiffres clefs dévoilés pèse peu comparé à celui de rater le lancement d'un médicament. Il y a juste à espérer que le secret médical est mieux gardé que celui des affaires. Combien de fois ai-je piqué un fou rire en entendant un homologue d'une autre maison me faire le récit de notre dernière réunion stratégique ? Quelques semaines plus tard, je le rappelais pour lui rendre la pareille. Cela me fait penser à ces hommes politiques de camps opposés qui se tapent dessus à longueur de débats. Une fois les caméras éteintes, les faux ennemis se claquent la bise.

Malgré la concurrence féroce, les cadres des labos se connaissent tous et même s'apprécient. Une complicité de coulisses partagée par nos dirigeants qui se serrent les coudes, via leur syndicat professionnel, face aux autorités sanitaires et au gouvernement.

Impossible de calculer le nombre de *boards* auxquels j'ai participé. Pour moi aussi, ce fut un accélérateur, sinon de carrière, du moins de légitimité professionnelle. Pour un gars du médical, organiser un *board* suppose de bosser main dans la main avec les collègues des ventes et du marketing. Changer d'interlocuteur, c'est déjà quasi des vacances ! Au-delà du plaisir de casser les barrières entre nos petites boutiques, il y a surtout l'assurance de faire un boulot noble et visible jusqu'au sommet de la hiérarchie de la maison mère. Au menu des discussions qui se déroulent soit au siège du labo soit au restaurant : tous les enjeux en termes de ventes, comme l'incontournable lancement d'un nouveau médicament ou la relance d'un vieux produit à bout de souffle. Si les médecins présents touchent le pactole, l'industriel, lui, fait la culbute : le message arrive directement au gratin des praticiens, qui se chargent de le répercuter à tous les acteurs clefs du système – autres prescripteurs, mais aussi agences sanitaires où ils ont leurs entrées, sociétés savantes qu'ils dirigent, hommes politiques, journalistes et associations de patients qu'ils côtoient…

Dans les faits, nos intentions réelles ne doivent pas apparaître aussi clairement. Nous mettons au point une mécanique subtile pour arriver en douceur à nos fins. Au lieu de présenter tout de go notre campagne de communication, nous sollicitons leur avis sur le nouveau médicament. Tout en sachant très bien que leurs suggestions finiront à la poubelle. Le but caché est de faire accepter notre idée à force de la marteler. Et de recueillir une fournée d'objections qui armeront nos commerciaux pour faire face à celles des médecins. Une ou deux fois par an, on lance un feu d'artifice pour pimenter le *board*. Un faux scoop est dévoilé le vendredi, par exemple les résultats en avant-première d'une étude clinique qui sera rendue publique le lundi suivant. Un scoop pour flamber auprès de leurs copains durant le week-end, un scoop éventé pour symboliser la confiance qui semble nous lier à eux. Là encore, leurs yeux brillants ou leurs soupirs dubitatifs sont passés à la moulinette. Leurs réactions face aux données toutes fraîches sont analysées par le service de communication, qui, en cas de *debriefings* négatifs, dispose de deux jours pour corriger le tir. Parfois, la réunion n'est qu'un prétexte. En l'absence d'actualité scientifique ou commerciale il faut meubler avec les derniers potins les plus croustillants du secteur avant de vite entamer le déjeuner.

Au contraire, en cas d'enjeu majeur, le metteur en scène que je suis devenu doit imaginer un coup de théâtre. Soit je demande à mon PDG de passer faire un tour parmi nous en milieu de matinée, soit je convie une huile américaine en visite à Paris. La présence de ces invités surprise, généreux de leur temps, finit de convaincre les superprofesseurs de leur importance. À nos yeux, ce sont des personnages clefs, mais pas pour les raisons qu'ils imaginent : ils pensent influencer les orientations médicales du groupe, nous attendons qu'ils orientent aussi celles des autorités sanitaires. Le recours à la flatterie peut occasionner quelques dérapages, que nous contrôlons après les avoir suscités. Il m'arrive de demander aux membres les plus importants du moment, ceux dont nous attendons des renvois d'ascenseur, de faire un petit topo scientifique. Ces présentations ont le don d'agacer les leaders d'opinion qui n'ont pas été invités à prendre la parole.

— Faites attention à ce petit jeune, il va finir par piquer nos postes, s'exclame un jour un leader de gros calibre à la fin du speech d'un jeune médecin à l'ascension fulgurante. Tous les pontes présents au *board* savent qu'il nous sert de sous-marin auprès de la Direction générale de la santé.

— Bof, tant qu'il ne te pique pas ta Porsche ! répond un autre gros leader.

— Même si je lui donnais les clefs, il faudrait qu'il puisse la conduire. Ce genre d'engin, c'est comme une étude clinique, ce n'est pas à la portée du premier venu, rétorque le gros calibre vexé, dont tout le monde autour de la table connaît la passion pour les voitures de sport.

— Ah non, ne recommencez pas avec vos bagnoles ! Il faudrait déjà que vous sachiez reconnaître un biais de méthode dans une étude clinique, lance perfidement un troisième médecin.

— Oui, mais nous, nous n'avons pas eu la chance de prendre un poste important comme toi, rétorque un vieux sage au fond de la salle.

— Allons, messieurs, un peu de calme, on peut se recentrer sur le sujet ! maugrée un autre avec condescendance.

— Ah tiens, je croyais que tu avais réorienté ta carrière vers celle de danseur mondain.

— Ah oui, il paraît que tu as fait une superbe démonstration de danse country au dernier congrès de Nashville.

— Oh non… tu ne vas pas nous quitter pour t'établir dans un ranch, la science perdrait un de ses piliers, qu'est-ce qu'on ferait sans toi ?

Les grands médecins sont des gens bien élevés. En général, un éclat de rire sonne la fin de cet intermède digne des tontons flingueurs. Quand les esprits s'échauffent, mes collègues du labo et moi évitons de mettre de l'huile sur le feu. Nous attendons la fin de la bagarre en échangeant des clins d'œil complices, pas surpris pour deux sous de la petitesse des arguments échangés : comme dans une émission de téléréalité où les scénaristes planifient les disputes entre concurrents, tout a été orienté, prévu, suscité. Nous ignorons le tour exact que va prendre la controverse, mais pas sa trame, comme en témoignent les mots que nous utilisons pour désigner ce genre de jeux pervers : « fidéliser », « ferrer les gros poissons ».

Certains *boards* ont des agendas cachés encore plus stratégiques. Il arrive que la communauté scientifique et les autorités sanitaires, entraînées par quelques poils à gratter particulièrement clairvoyants, soupçonnent les dangers potentiels d'une nouvelle molécule. Le labo est alors tenu de réaliser une étude clinique supplémentaire, ce qui est aussi coûteux que compliqué. Dans nos pires cauchemars, ce travail inédit révèle des effets secondaires très gênants... D'où notre acharnement à éviter qu'un tel scénario se produise. Le *board* commence par une présentation à rallonge, l'occasion de perdre tout le monde dans des méandres de chiffres. S'ensuit la vague promesse que des travaux en cours aux États-Unis et au Japon vont répondre aux questions en suspens. La partie est gagnée dès qu'un leader se range du côté du labo. Nous reprenons la parole en reformulant son point de vue à notre sauce et tout le monde acquiesce. Il faudrait être suicidaire pour se fâcher avec l'industriel et perdre au passage des subsides pour son équipe de recherche ou pour arrondir ses propres fins de mois. La nouvelle étude vient d'être tuée dans l'œuf par les confrères de ceux qui l'avaient – souvent à juste titre – sollicitée.

Si l'Europe se construit dans la douleur, le marché du médicament a dépassé l'échelle de l'Hexagone depuis longtemps. C'est pourquoi les « top leaders », cumulards dotés de pouvoirs médical et politique, accèdent, eux, aux *boards* européens, des séminaires directement chapeautés par les sièges des maisons mères. Leur influence est immense puisqu'ils peuvent en partie changer le destin d'un médicament. La meilleure preuve ? Lors de congrès à l'étranger, j'ai vu plusieurs fois mes patrons américains chambouler leurs agendas pour se couler dans ceux de médecins français très influents. Le PDG monde et ses adjoints n'auraient manqué sous aucun prétexte ces rencontres impromptues susceptibles de leur faire obtenir de juteuses autorisations de commercialisation en Europe ou un prix élevé pour leurs produits. Une poignée de ces super-blouses blanches détient la clé d'un tiroir-caisse rempli de plusieurs centaines de millions d'euros.

À lire ces lignes, vous vous direz certainement que l'idéal éthique du docteur Schweitzer avait cessé de m'inspirer depuis longtemps. Avec raison : au bout de dix ans dans l'industrie pharmaceutique, je commençais à devenir un sacré roi de l'embrouille. Si j'en avais eu conscience comme aujourd'hui, j'aurais certainement démissionné pour reprendre la blouse blanche. Mais, à l'époque, je ne voyais dans ces techniques que des moyens pour arriver à nos fins. Je savais que des médicaments tuaient de temps à autre un malade terrassé par un effet secondaire très rare. J'ignorais alors qu'on pouvait parfois laisser sciemment des molécules dangereuses sur le marché.

9

Le lundi au soleil

Soixante bagnoles sur la ligne de départ. Entassée dans les 4x4, toute la troupe fait des ronds dans le désert marocain. Les forces de vente au grand complet, le service du marketing et les cadres du siège. Je passe la journée à m'user les yeux sur la carte pour guider tant bien que mal mon collègue qui s'improvise pilote de rallye. L'objectif de cette chasse au trésor géante : retrouver une mystérieuse pierre bleue, perdue dans l'immensité caillouteuse, censée symboliser notre nouveau médicament... Des gerbes de sable pour célébrer la sortie d'un produit ? Rien de surprenant, c'est même une tradition dans le pharmaceutique. Cet hiver-là, au milieu des années quatre-vingt-dix, alors que je travaille toujours dans le labo où j'ai débuté, je participe à un séminaire à l'étranger. Les patrons nous ont convoyés dans ce lieu paradisiaque pour nous motiver, obéissant à une croyance très ancrée dans le secteur selon laquelle la largeur des feuilles des palmiers a une influence sur la courbe des ventes.

Après avoir tournicoté toute la journée à la recherche du trésor, nous voilà attablés devant un généreux couscous. La nourriture a été transportée par camions jusque dans ce trou perdu. Devant nous, des dunes aussi hautes que les immeubles parisiens. Soudain, des projecteurs illuminent la nuit. Sous les « ouah » de surprise, Superman déboule. Un gigantesque Z (l'initiale du nom du médicament) remplace le traditionnel S (de Superman) sur sa tunique bleue et rouge. « Vous pensez avoir échoué à la chasse au trésor ? Voici l'occasion de vous refaire. Pour gagner des points, c'est simple, il vous suffit de grimper en haut de la dune. Une fois arrivés, vous pourrez récupérer une pierre d'une bien plus grande valeur. » À peine l'apparition s'est-elle tue qu'une marée humaine se précipite à l'assaut du gigantesque tas de sable. Moi, je reste assis devant mes merguez parce qu'il faut bien laisser gagner les commerciaux. Si un gars du siège l'emportait, ils diraient que la compétition est truquée.

Les valeureux visiteurs médicaux continuent leur escalade. Certains tombent le nez dans le sable sous les rires des cadres attablés au pied du tas géant. Ils s'essuient le visage et repartent aussitôt. D'en bas, la scène ressemble à la vieille émission de télé *Intervilles* qui se serait délocalisée dans le Maghreb. Soudain, je manque d'avaler ma semoule de travers. Un commercial un peu rondouillard, plus très jeune, que je connais seulement de vue, vient de s'effondrer, comme terrassé. Mais pourquoi ne se relève-t-il pas ? On dirait qu'il s'étouffe ! Aucun des compétiteurs ne semble faire attention à lui. Les secondes passent. Toujours rien. Il n'aurait pas fait une attaque, au moins ? Je me lance à mon tour à l'assaut du sommet. Mes pieds s'enfoncent dans le sable, l'ascension est interminable. Le souffle coupé, j'arrive enfin à sa hauteur. Deux types lui balancent de petites claques, lui n'a toujours pas bougé. Il y a des années que je n'exerce plus, mais mes réflexes de docteur reviennent. Et hop, une baffe dans la tête, un grand coup sur le thorax. Miracle, il ouvre les yeux.

Quelques minutes plus tard, le blessé est discrètement évacué et la soirée reprend dans la bonne humeur. Faire un malaise à cause du boulot ? Escalader une dune à toute allure alors qu'on est cardiaque ? Si cette scène est la plus tragique à laquelle j'aie assisté en vingt ans de carrière, j'ai vu des tas de gens se mettre en danger pour obéir à la loi du groupe. Comme ce jour d'hiver épouvantable où j'ai soigné, avec les moyens du bord, un « volontaire » à la pêche au gros assommé par une vague déferlante.

Jet-ski au mois de février, saut en parachute ou à l'élastique, voltige en hélicoptère, périlleuses descentes en rafting, bivouac nocturne en montagne sous la tente et sans lampe torche… L'endoctrinement est tellement fort, dans certaines entreprises de ce secteur, que les salariés sont prêts à tout pour briller aux yeux de leurs chefs. Ces derniers estiment que ces activités extrêmes vont endurcir les collaborateurs. Aucune précaution, sauf du côté des organisateurs : la hiérarchie exige une décharge écrite de responsabilité en cas d'accident.

Une potion magique censée doper les combattants est injectée à petites doses dans l'inconscient des délégués médicaux. Outre les exploits sportifs, tout est bon pour renforcer leurs comportements offensifs sur le terrain. Combien de fois avons-nous dû subir la projection du film *Star Wars*, dont la célèbre devise : « Que la force soit avec toi », s'est incrustée pour toujours dans nos cerveaux ? Combien de fois avons-nous suivi les exploits d'Indiana Jones, qui extermine tous ses ennemis nazis, dans lesquels nous voyions la représentation de nos concurrents, force obscure à combattre ?

Durant les séminaires, des montages grandiloquents détournent ces images agressives. À la place des acteurs vedettes du moment, nos patrons descendent du mont Olympe avec, dans leurs poches, les médicaments qui vont éclater la concurrence. Le directeur juridique et un directeur financier, inquiets de l'exploitation hors la loi d'œuvres de fiction, échouent à faire cesser ces pratiques. Les dieux du marketing et des ventes ne veulent pour rien au monde renoncer au plaisir de se voir campés en pionniers de l'espace capables de terrasser les extraterrestres ou en guerriers invincibles.

La victoire de l'équipe de France au Mondial de foot en 1998 donne des ailes à nos chefs. Quelques semaines plus tard, un séminaire de travail commence comme un entraînement d'Aimé Jacquet. Des extraits vidéo de la victoire des Bleus sont projetés. La bande-son est aussi classique que les images : *I Will Survive.* Tout à coup, un collègue hystérique déboule dans la salle avec un drapeau français. C'est le délire immédiat. Pas moins d'ambiance que sur les Champs-Élysées le soir de la victoire. La centaine de participants hurle de joie en levant les bras au ciel. Passé le pic d'euphorie, la hiérarchie embraye sur les mérites de nos médicaments vedettes. Quelques mois plus tard, les ventes augmentent.

Courtes pièces de théâtre, petites parodies musicales filmées… Sur le fond, l'objectif est toujours de convaincre que nous sommes les plus forts. Vous m'imaginez en Obélix ? Un de mes jeunes collaborateurs, chargé d'incarner Astérix, doit faire passer le message que nous résistons à l'envahisseur romain. En guise de potion magique, nous avons préparé des arguments « coups de poing » censés faire voltiger en l'air nos ennemis. J'ai dégoté un vieux chaudron que j'ai rempli d'un liquide coloré. Tout aurait été parfait sans les feux d'artifice capricieux. Je n'ai jamais vu un patron nous blâmer pour ces intermèdes souvent ratés. Nos chefs sont les premiers à mouiller la chemise. Un cadre dirigeant doit savoir enfiler le ciré détrempé d'un navigateur pris dans une tempête. Et pourquoi pas des tenues militaires ? « Look baroudeur et agressif », avait intimé l'agence de communication. Ce que j'ai interprété a minima en suggérant à mon service de revêtir des chemisettes et shorts kaki mais que d'autres, cintrés dans des treillis complets, ont pris au pied de la lettre.

À travers ces anecdotes se dessine le profil idéal du salarié d'un grand laboratoire pharmaceutique : un type agressif sous des dehors aimables et qui obéit aveuglément à sa hiérarchie. La mine sportive, un moral de gagnant doublé d'un éternel sourire, c'est l'archétype du bon petit soldat. Même si elles ne figurent pas sur les fiches de poste des recruteurs, ces qualités, ajoutées aux études et aux expériences professionnelles, sont indispensables.

Un labo à l'assaut de nouveaux marchés ressemble à une armée en campagne. On ne gagne pas une guerre avec des soldats épuisés, démotivés, mais grâce à des hommes au moral d'acier, bien nourris et régulièrement récompensés pour faits d'armes. Pourquoi croyez-vous qu'on appelle les commerciaux des « forces de vente » ? Si les arguments éthiques et scientifiques suffisaient, aurait-on besoin d'utiliser la « force » pour vendre nos médicaments ? Il y a quelques années, le détournement d'une pub pour une célèbre boisson gazeuse fut projeté au cours d'une réunion de visiteurs médicaux par un concurrent. En voix off, un délégué menaçait au moyen d'un fouet un pauvre médecin jusqu'à ce que celui-ci se déshabille entièrement et prescrive un médicament fétiche du laboratoire. Le malheureux docteur se retrouvait « à poil », expression très prisée par notre hiérarchie pour illustrer l'effet escompté sur la concurrence d'une campagne de communication bien menée. Le terme renvoie bien entendu aux « campagnes militaires ». Sans parler des « briefings » concernant les activités « de terrain » des commerciaux à qui l'on distribue des « livrets de campagne ».

Dans une armée, la fidélité au drapeau prime. Dans la pharmacie, c'est la même chose. D'où ces grand-messes solennelles qui se succèdent au fil des années. À côté des intermèdes sportifs et festifs, voici les rituelles interventions martiales de nos PDG, de véritables chefs de guerre sous leurs polos faussement décontractés. Le décor de carte postale a beau changer (Espagne, Venise, île Maurice, Maroc, Égypte, Floride), le message subliminal reste le même : il faut vendre encore plus de médicaments. Souvent, une signalétique projetée sur des écrans géants derrière les intervenants résume le cœur du propos : « Nous sommes des pionniers, pas une prescription de la concurrence, nous pouvons le faire, la force de l'innovation, tenons le cap », etc. Même la bande-son de la fête est au diapason, construite comme un produit dopant : de *We Are the Champions* à *I Will Survive*, tous les morceaux exaltent la victoire, le triomphe. Qui songerait à s'interroger sur le coût de ce faste ? Pas un rabat-joie dans nos rangs pour faire remarquer que, l'argent ne tombant pas du ciel, c'est la Sécu qui subventionne billets d'avion, petits-fours et autres élixirs pétillants. Je ne me rends pas compte de l'absurdité de la situation : le salarié pourri-gâté que je suis pique dans sa propre poche de travailleur soumis à des cotisations sociales en hausse incessante. Fidèle à l'esprit d'entreprise légué par mon grand-père, j'ignore que, au lieu de bosser dans un vrai secteur privé, soumis aux lois du marché, j'officie en milieu ultraprotégé. Comme le nucléaire, l'industrie du médicament est une priorité nationale, subventionnée, via des remboursements parfois discutables et des avantages fiscaux, par l'État français. Il ne s'agit pas d'un marché libre, mais très réglementé, où les prix sont fixés après négociation avec les pouvoirs publics. Et pourtant, même aujourd'hui, alors que l'affaire Mediator a délié certaines langues, il n'y a pas beaucoup de courageux capables de vous l'expliquer. Avec la baisse de notre taux de croissance, les yeux se sont ouverts. À la cantine, on s'est mis à pester contre ces luxueuses virées au bout du monde. Et à fantasmer sur les primes faramineuses que nous aurions pu toucher si les sommes allouées à ces déplacements avaient migré sur la case salaires. Mais je vais trop vite en besogne…

La puissance d'une armée, même moderne, se mesure au nombre de ses soldats. Pendant très longtemps, les boss des géants de la pharmacie ont souhaité avoir la « puissance de frappe » la plus importante pour « gagner » des parts de marché sur la concurrence. C'est ce qui explique que les embauches se fassent le nez collé aux chiffres du labo voisin : le nombre de commerciaux recruté est défini par rapport à la concurrence (les armées d'en face). Tout comme les généraux passent en revue les troupes, les dirigeants mesurent régulièrement l'efficacité de leurs attaques (nos campagnes de communication). Pour cela, ils interrogent les médecins auxquels nos commerciaux ont rendu visite. Il s'agit de savoir si ces rendez-vous ont enclenché des prescriptions, et toujours de se mesurer à la concurrence.

Il y a aussi des guerres secrètes dans ce secteur où l'activité de renseignement peut être intense. Comme tous les salariés au contact de clients, je me suis moi-même livré à des activités d'espionnage de mes petits camarades des autres sociétés. Les investigations commencent par une plongée dans les sources ouvertes, accessibles à tous dans la presse scientifique ou sur les documents officiels présentant les produits des entreprises concurrentes. Mais l'humain reste le canal le plus utile. Il suffit d'être en confiance avec un patron de service hospitalier ou un médecin de ville pour lui demander, dans l'intimité de son bureau ou de son cabinet : « Mais comment font nos concurrents ? Que vous disent-ils ? » Même un expert lié à la concurrence pourra, sous le sceau du secret, livrer sans même s'en apercevoir des informations vitales pour nos affaires. L'exercice le plus périlleux consiste à essayer de dérober les plaquettes de pub distribuées aux praticiens par la concurrence. Elles peuvent traîner dans une salle d'attente ou sur un bureau. Jamais aucun chef ne donnera par écrit l'ordre de vous transformer en Arsène Lupin, mais, par contre, une récompense en cas de larcin ne manquera pas de vous être attribuée sous la forme d'une petite prime, officiellement sans rapport avec la fructueuse activité d'espionnage réalisée avec des moyens parfaitement légaux, au demeurant.

Les commerciaux les plus dynamiques touchent des primes indexées sur leurs (bonnes) ventes. Et lorsqu'un médicament peine à s'imposer, les chefs organisent un petit concours doté de sommes rondelettes qui viennent s'ajouter aux gratifications habituelles. Des fins de mois directement indexées sur le volume des ventes, un objectif principal : faire de l'argent…

— Bonjour tout le monde. Ça va ? Vous êtes là pour faire de la science ? Non ? Eh bien tant mieux, vous n'en ferez pas !

C'est sans doute lors d'un séminaire de rentrée à Malaga, en août 1996, que j'ai commencé à nourrir de sérieux doutes sur le but réel de nos rituelles migrations de masse. L'animatrice a mis les points sur les i dès notre descente du bus : les vacances se prolongent. Pendant une semaine, notre vie ressemble à un clip syncopé de rappeur américain : alcool, fiesta, belles nanas. Les soirées s'enchaînent jusqu'à pas d'heure au son de la macarena. L'après-midi, les commerciales font des concours de bikini mouillé au bord de la piscine.

— Beau temps, beau stage, bonne ambiance, résume un collègue sur le film souvenir qu'on nous distribue à notre retour à Paris et que j'ai revu il y a plusieurs semaines pour me rafraîchir la mémoire.

Entre la fête et la bronzette, quelques présentations obligatoires.

— Il va falloir que tout le monde retrousse ses manches pour revenir aux valeurs de part de marché que nous attendons tous. J'aimerais bien que nous réussissions ensemble, intime le PDG avant qu'une pluie d'immenses bulles de savon dégringole sur la scène où il vient de terminer son discours.

Nous sommes encore en train d'essayer de les attraper du bout des doigts, tels des gamins émerveillés, quand d'autres bulles coulent dans nos gorges : celles du champagne dont les bouchons sautent dans une sorte de fondu enchaîné.

En 1999, l'histoire bégaie : retour à Marrakech pour la convention nationale du labo. Cette fois, pas de virée dans le désert, mais un chouchoutage en règle des troupes à la veille d'une année cruciale. J'ai changé de boîte, mais c'est toujours la vie de château. À la descente du bus, un tapis rouge balise le chemin de l'hôtel. Des Marocains en habits traditionnels nous accueillent dans un grand roulement de tambours. Le PDG est venu en personne nous préparer au combat. Sur la place Djama el Fnaa, il rigole lorsqu'un charmeur de serpents lui en passe un autour du cou. À son côté, des soldats en arme, fusils dressés vers le ciel. Ses speechs de leader-né ont le don de nous galvaniser.

— Nous avons, en 1998, obtenu la première place parmi les filiales. Notre croissance a atteint 10 %, ce qui nous a permis de dépasser très largement le marché pharmaceutique français. Mais 1998, c'est du passé, nous avons un avenir extraordinaire devant nous. Nous n'avons jamais eu entre nos mains autant de nouvelles molécules. Quels sont les objectifs, quel est le sens de ce grand rassemblement ? Développer le sentiment d'appartenance, acquérir l'adhésion de tous et de toutes à l'objectif général. Pendant une semaine, nous voulons sceller les bases du succès de demain, nous avons tous les atouts pour réussir. Notre objectif : 2 000 millions de francs pour l'an 2000. Le futur commence aujourd'hui, nos particularités sont notre force, agissons, nous avons les solutions, la force est en nous.

Le mot « force », à toutes les sauces ! Quand je vous disais que ce secteur cultive les valeurs guerrières. Ce jour-là, je n'ai pas fait attention à la prophétie de la directrice juridique passée dire quelques mots à la tribune, comme toute la brochette des cadres dirigeants.

— Nous avons identifié deux finalités à notre travail. La première, c'est la garantie du risque zéro. La seconde, c'est l'harmonisation entre l'économiquement souhaitable et le juridiquement possible.

En clair, il faudrait mieux prendre en compte le risque médicamenteux. Le nez vissé sur la courbe des ventes, on risque de perdre de vue l'objectif de santé publique et la loi. Ces deux phrases pourtant pleines de bon sens se sont noyées au milieu d'un océan de poncifs.

Le deuxième millénaire me téléporte dans le château de Cendrillon. En 2000, toute la boîte se donne rendez-vous à Disneyworld, à Orlando, en Floride. Ce royaume enchanté conçu comme un monde idéal par le génial créateur de dessins animés accueille des familles du monde entier, mais aussi des salariés invités par leurs multinationales. C'est la manifestation la plus grandiose à laquelle il m'a été donné de participer. L'Amérique dans toute sa puissance et sa démesure. La cérémonie d'ouverture du congrès reproduit celle des JO : délégations de tous les pays en costumes, envolée de ballons, drapeaux agités en tous sens. Sur scène, les patrons des filiales empoignent le micro dans un anglais à l'accent mondialisé pour nous exhorter à dépasser nos limites. « *Unleash your winning attitude into a force that crushes any competitor's move. You can do it*[1]. »

Le 11 septembre n'a pas encore obscurci le ciel du monde magique de Disney, reflet miniature du géant yankee. Mes collègues et moi sommes incapables d'imaginer que notre vie d'enfants gâtés par la générosité aveugle des systèmes de protection sociale prendra fin un jour. Nous levons les bras comme un seul homme, dans nos tee-shirts tous identiques, quand les patrons prophétisent le succès éternel, le début d'un « fabuleux voyage ».

« *I believe I can fly / I believe I can touch the sky*[2] », chante à tue-tête R. Kelly, qui met de parfaits sous-titres à nos illusions. Un feu d'artifice grandiose illumine le parc d'attractions. Galvanisé par cette atmosphère de globalisation heureuse, je glisse sur les montagnes russes du Magic Kingdom en oubliant cette loi essentielle à l'économie comme à la physique : l'ascension précède la chute.

Mars 2001. Pèlerinage ésotérique de masse en Égypte. Le premier soir, en plein souper, le PDG repose un sphinx miniature sur son socle. Soudain, une pyramide au laser bleu se dessine sur le fond noir.

---

1. « Faites de votre attitude victorieuse une force qui écrase toute concurrence. Vous en êtes capables. »
2. « Je crois que je peux voler / Je crois que je peux toucher le ciel. »

— Qui m'appelle ? Qui ose me faire paraître ? interroge une voix grave.

Le fantôme du Pharaon poursuit :

— Vous qui m'avez sorti de mon sommeil, je vous lance un défi : celui de donner vie à ce dessin que vous avez cru tracer innocemment.

Toute la troupe pige parfaitement les arrière-pensées de nos chefs et célèbre, sur la vidéo souvenir que je viens de revoir, l'architecture parfaite de la pierre triangulaire : « Une pyramide, c'est simple ; l'innovation, ça peut être quelque chose de simple » ; « C'est le sommet, une réalisation humaine très ancienne qui peut se prolonger dans notre travail de tous les jours » ; « Savoir agencer toutes les pièces pour obtenir un beau résultat » ; « Ne cesser de croître, on ne touchera jamais l'infini, on ne peut cesser de progresser. »

Des équipes se constituent et la grande chasse aux pierres précieuses commence, faux rubis, émeraudes de pacotille échangées de main en main. Pour pimenter cette séance de troc, des lames de tarot font leur apparition, prédisant un avenir radieux à notre belle entreprise. En guise de feu d'artifice, une guest-star, David Douillet. L'immense champion de judo, qui n'a pas encore été ministre, vient nous prodiguer ses conseils pour améliorer nos performances. C'est une autre tradition : l'industrie pharmaceutique fait défiler dans ses séminaires et conventions annuelles des sportifs médaillés, des aventuriers médiatiques, des managers de renom, des coachs sportifs et autres gourous du dépassement de soi. Les commerciaux applaudissent à tout rompre ces vedettes censées regonfler leur moral à bloc, sans être tout à fait dupes de la manœuvre de leurs dirigeants. Ce soir-là ne fait pas exception. Douillet est ovationné par la salle.

— C'était formidable, impressionnant, il est beau, il est fort, il est grand, commente une collègue.

— Ça serait bien de lui ressembler aussi dans un autre domaine, ose un autre.

— Le métier qu'on fait, c'est exactement ça, gagner en travaillant, la force, la gagne, résume une troisième.

Le jeu s'achève à sept cents kilomètres au sud du Caire, dans la nuit de Louxor. Après une visite du célèbre temple, au cœur battant de la Haute-Égypte, le mystérieux pharaon sort de son mutisme :

— Il y a deux jours, je vous ai lancé un défi : retrouvez en vous les valeurs éternelles. Vous êtes sur le bon chemin. Il est temps de voir si la pyramide va enfin livrer son secret. Vos valeurs nous ressemblent. Comme nous, vous avez soif de découvertes ; comme nous, la rigueur accompagne vos travaux ; comme nous, vous bâtissez, mais il manque une clef. Cette dernière ne peut surgir que du silence. C'est le cœur qui parle, c'est la dernière clef, sans laquelle rien ne peut être. Cette dernière clef, c'est vous.

Pyramide, rai de lumière, jeux de tarot, incantations magiques… Des années plus tard, cette débauche de signes à la symbolique un peu lourdaude me fait sourire. Mais, sur le moment, je me laisse bercer comme une felouque sur le Nil, ébloui par l'éclat des feuilles d'hibiscus rose dans le ciel azur. J'adhère à la culture maison, je m'enivre de l'impression rassurante d'appartenir à un groupe, je me sens plus fort, galvanisé par cette incursion sur la terre des bâtisseurs antiques, certain que l'idée d'un progrès pour l'humanité n'est pas périmée. Tout ce séminaire fonctionne comme une cérémonie magique qui atteint son objectif : booster notre moral, et donc les ventes. Cette année-là, les millions de dollars de bénéfice pour la filiale sont même dépassés !

Cannes, début 2006. Le nouveau PDG fait son festival devant toutes les équipes. La crise dure depuis près de cinq ans, les escapades lointaines se font plus rares, nous commençons à craindre que les lendemains ne déchantent. Mais notre patron a un volontarisme à toute épreuve. Derrière le boss, sur un écran géant, des diagrammes fixent l'objectif à atteindre en 2006 : 10 % de croissance dans un marché attaqué par les génériques, un vrai pari. Son discours tricote poncifs et superlatifs :

— C'est l'année de toutes les opportunités, c'est l'année de tous les défis, notre ambition est forte. Je suis allé sur le terrain au contact de nos clients et à votre contact, il n'y a pas à dire, vous avez ce métier dans la peau. Ce qui va faire la différence, c'est notre motivation et notre attitude de gagnant. L'attitude de gagnant, ça se travaille. Les contraintes réglementaires existent, je n'ai pas le pouvoir de les faire disparaître, mais on va travailler pour vous aider. À vous aussi d'être créatifs, d'oser prendre des risques et d'aider les médecins à apporter la vraie solution aux patients. Vous faites tous un métier difficile, vous méritez tous des meilleures primes en cas de bonnes performances, on a décidé d'augmenter le montant de la prime de base annuelle pour tous les délégués, soyez les pros de la vente, travaillez en équipe, ayez la gagne pour être les meilleurs.

Nous sommes les champions, nous sommes les meilleurs, ça va marcher. Notre PDG charismatique a pourtant dû se rendre à l'évidence : il y a un monde entre souhaiter quelque chose et l'obtenir, entre le désir, si fort soit-il, et le réel. Quand le gendarme du médicament sort son sifflet, quand l'heure est à la maîtrise des dépenses de médicaments, quand les fabricants de génériques passent à l'offensive, le labo gagne moins d'argent que durant les quarante glorieuses. Cela ne veut pas dire que nous soyons devenus pauvres. Nous nous sentions comme ces familles riches qui peinent à restreindre leur train de vie.

Ou plutôt comme des mômes malheureux qui se réfugient dans le rêve. Témoin ce séminaire de rentrée, début septembre 2006. Nous revoilà chez Mickey à Disneyland Paris. Fil rouge de ces quatre jours de retrouvailles après la pause estivale, les séries télé. Trois airs musicaux me trottent encore dans la tête qui résument parfaitement cette époque de transition, ce monde en mutation vers le pire. La réunion s'ouvre sur le générique ringard de *La croisière s'amuse*.

« *Love, exciting and new / Come on board, we're expecting you / Love, life's sweetest reward / Let it flow, it floats back to you*[1]. »

Amour, voyages, douces récompenses !

« *Love boat soon will be making another run / The Love Boat promises something for everyone / Set a course for adventure / Your mind on a new romance*[2]. »

Quelque chose pour chacun, de l'aventure, une nouvelle romance. La troupe de collègues arborant des tee-shirts de Wonder Woman ou des héros de Dallas rend hommage, lors d'un karaoké géant, à un héros de dessin animé japonais des années quatre-vingt : « Capitaine Flam tu n'es pas / De notre Voie lactée / Mais d'aussi loin que l'infini /

1. « L'amour, naissant et électrisant / Montez à bord, on vous attend / L'amour, la plus belle récompense de la vie / Laissez-vous aller, il reviendra sur les flots. »

2. « Le bateau de l'amour fera bientôt un autre voyage / Le bateau de l'amour est une promesse pour chacun / Mettez le cap sur l'aventure / Votre esprit prêt pour une nouvelle aventure. »

Tu descends jusqu'ici /Pour sauver tous les hommes », s'époumone la foule en délire.

Après les incantations aux mannes des pharaons, un SOS pour trouver un super-héros capable de redresser la barre. Je suis trop vieux pour avoir suivi ce manga cher à mes collaborateurs trentenaires, mais je ne suis pas sûr que l'histoire finisse si bien que cela.

« Capitaine Flam oui c'est toi / Un jour qui sauvera / Tous ceux de Mégara », veut croire la chanson.

Pour clore la soirée, nous recevons la visite d'un dinosaure farceur à la peau orange. Casimir, une autre vedette de la génération née dans les années soixante-dix. Des collaborateurs m'ont expliqué que ce personnage a été inventé pour aider les gamins à affronter le passage de la maternelle au CP. Il vit sur une île merveilleuse, peuplée d'enfants joyeux et d'adultes au cœur tendre. Mais pour la millième émission, le village enchanté fait peau neuve. De nouveaux personnages font leur apparition, au désespoir des petits téléspectateurs. Est-ce une métaphore de nos ennuis débutants ? Je crois plutôt que mes patrons, qui ont choisi Casimir comme totem, et mes collègues trentenaires, qui l'ont vénéré ce soir-là, partageaient un même fantasme : que le monde cesse de changer. Le refrain du générique symbolise ce déni têtu :

« *Voici venu le temps des rires et des chants / Dans l'île aux enfants / C'est tous les jours le printemps / C'est le pays joyeux des enfants heureux / Des monstres gentils / Oui c'est un paradis.* »

10

Privatisation d'une politique publique

Maintenant que l'affaire du Mediator fait suspecter des liaisons dangereuses entre les dirigeants du labo français et les pouvoirs publics, sous la droite comme sous la gauche, tout le monde fait profil bas. Les poignées de main restent chaleureuses au début des réunions sur la santé du secteur pharmaceutique, mais le temps des claques dans le dos est terminé.

Cette discrétion contraste avec la complicité affichée quinze ans auparavant. Ainsi, lors du séminaire de Marrakech, en 1999, nous étions tous conscients qu'une partie de nos résultats flamboyants découlait d'un coup de pouce du gouvernement. La preuve ? Le slogan inscrit sur un écran géant dans le dos des patrons : « La force est avec nous. » Plus qu'un mantra bébête comme les communicants en pondent en rafales, un message subliminal destiné à nous rassurer.

— Subutex est le premier produit pour la France, avec un chiffre d'affaires de plus de 400 millions de francs, martèle, tout sourire sur la scène, un des cadres dirigeants.

En réalité, les profits de demain sont plus aléatoires que ceux d'hier. Ce traitement de substitution pour toxicomanes à l'héroïne, la meilleure vente du labo, suscite la polémique. Des trafiquants de Subutex sont arrêtés et surtout plusieurs cas de décès lié au médicament font la une de l'actualité. Depuis quand les journalistes lisent-ils la presse scientifique ? Subutex est un sujet si inflammable qu'ils se plongent dans les travaux d'un légiste spécialisé en toxicologie. Dans ces articles, ce médecin réputé répertorie des cas cliniques où les patients sont décédés après s'être injecté du Subutex. Les cachets sont faits pour fondre sous la langue mais certains anciens héroïnomanes, accros au shoot autant qu'au produit, l'écrasent pour se l'injecter à l'aide d'une piqûre. Le risque d'overdose est majoré par la prise conjointe de comprimés de benzodiazépines, qui agissent sur l'angoisse.

« Morts sur ordonnance », titre la presse. PPDA enfonce le clou sur TF1 : « Mal utilisé, il peut être mortel », tandis que la 3 précise : « Plus que le produit lui-même, ce sont les conditions de son utilisation qui sont mises en cause. » Devant l'orage médiatique, la cellule de crise réunie au bureau tangue. « On savait que ça arriverait », se désolent certains collègues. D'autres ont trouvé l'explication : « Il y a trop de médecins qui ont fait n'importe quoi. » Toute la journée, France Info dévide en boucle l'information funeste dont les conséquences possiblement dramatiques assombrissent nos esprits. En fin d'après-midi, une solution est imaginée. Simple comme un coup de fil à un spécialiste des addictions. Ce grand prescripteur et défenseur de notre molécule a un autre atout : il connaît bien Bernard Kouchner, le secrétaire d'État à la santé. Le French Doctor recadre. Lors du séminaire à Marrakech, un petit clip nous remémore ses déclarations anti-incendie. Le ministre agite la main droite en forme de menace, comme un instituteur ulcéré par un chahut dans sa classe :

— Si nous le remettions en cause, ce serait une belle tartufferie. Pour en sauver vingt, nous en laisserions mourir combien de milliers ? Allons...

Loin de moi l'idée de dénoncer une collusion nauséabonde entre l'entreprise et ceux qui dirigent le pays à l'époque. Mon but est simple : montrer, à travers un exemple paroxystique, comment nous avons travaillé main dans la main avec les gouvernements successifs, ce qui n'est pas incompatible avec les enjeux de santé publique. L'épopée du Subutex se déroule au grand jour, chaque partie suscitant l'implication de l'autre. C'est la privatisation assumée d'une politique de santé publique.

Tout remonte à la naissance de notre quasi-monopole sur les produits de substitution à l'héroïne. Au milieu des années quatre-vingt-dix, la France se traîne. La plupart des pays riches – certains depuis les années soixante – expérimentent la méthadone, le produit phare en la matière. Mais dans l'Hexagone, les médecins spécialistes de la toxicomanie, qui privilégient l'accompagnement psychologique et social pour atteindre le graal de l'abstinence, ainsi que les pouvoirs publics freinent des quatre fers. Il faudra la pression des associations et surtout la détermination de Simone Veil, alors ministre de la Santé, pour faire bouger les lignes. Sans doute parce que l'épidémie de sida décime les drogués, grands échangistes de seringues. En politicienne habituée aux controverses, Simone Veil commence par ouvrir en catimini des consultations spécialisées dans la délivrance de méthadone. Mais le retard français en termes de médicalisation est tel qu'une autre piste est bientôt étudiée : pourquoi ne pas expérimenter à grande échelle l'autre traitement de substitution à l'héroïne, la buprénorphine ? Cette molécule de synthèse dérivée de l'opium a été découverte au début des années soixante-dix. À petites doses, ce médicament psychotrope permet de soulager la douleur. À plus fortes doses, il supprime l'effet du manque sans procurer d'euphorie ni entraîner de problèmes respiratoires. Qui plus est, le risque d'overdose est minime. Aux yeux du gouvernement, la buprénorphine est la molécule magique.

C'est pourquoi mon labo, qui commercialise ce produit, est soumis à une intense pression. Les pouvoirs publics nous somment de lancer la production d'une formule à haute dose. Simone Veil, l'iconoclaste de droite, est à la manœuvre, mais, plus surprenant, le ministre de l'Intérieur Charles Pasqua lui emboîte le pas. Le féroce ministre de l'Intérieur, le même qui, trois ans auparavant, provoquait un tollé en affirmant que la drogue était à l'origine de la moitié de la délinquance, le même qui s'opposait à la distribution de seringues stériles, accepte de donner de la drogue aux drogués !

D'ordinaire, il faut batailler des mois pour convaincre l'Agence du médicament du bien-fondé de nos innovations. Là, le tapis rouge se déroule tout seul sous nos pieds : nous obtenons l'autorisation de mise sur le marché en un temps record. Idem pour la négociation du prix de remboursement du médicament par la Sécurité sociale : d'habitude, les industriels font le siège du ministère de la Santé et de celui de l'Économie pour s'assurer de confortables revenus. Cette fois-là, aucune raison de nous plaindre. Le prix proposé par l'État nous convient. Le remède tant attendu, baptisé Subutex, arrive dans les pharmacies en février 1996. Contrairement à la méthadone, il n'est pas classé parmi les stupéfiants.

C'est une première mondiale : tandis que les autres pays misent sur l'usage très encadré de la méthadone, la France opte pour le Subutex, produit bien plus souple d'utilisation et réputé moins dangereux. C'est aussi un pari audacieux de santé publique : alors que la méthadone a été étudiée sous toutes les coutures, aucun travail approfondi n'a été mené sur la molécule concurrente. Qu'importe :

il sera conduit en aval, dans l'Hexagone transformé en laboratoire géant. Le succès du médicament repose sans doute sur ce cadre particulièrement favorable. Aucune contrainte ou presque : alors que, pour avoir accès à la méthadone, il faut affronter de longues files d'attente, des délais et se soumettre à des contrôles très stricts dans des centres spécialisés, une simple consultation chez le généraliste suffit pour obtenir une ordonnance de Subutex. Même pas besoin de faire pipi dans un flacon, l'analyse d'urine n'est pas obligatoire. Des garde-fous sont érigés : on recommande aux prescripteurs de se former aux subtilités de tels traitements et de s'inscrire dans le cadre de réseaux dédiés à la lutte contre la toxicomanie. Et bientôt, les pharmaciens seront tenus de délivrer les comprimés à la semaine et non au mois, pour éviter la revente et les trafics.

Rare sont les docteurs qui aiment voir les héroïnomanes, souvent marginalisés, traîner trop longtemps dans leur cabinet. Pour soigner l'image de notre molécule, les commerciaux sont donc envoyés sur le champ de bataille. Durant l'hiver 95-96, tous expliquent aux médecins récalcitrants que la politique de substitution est une décision de l'État. Sous-entendu : prière de ramer en cadence. Ce qui ne va vraiment pas de soi, comme j'ai moi-même l'occasion de m'en rendre compte sur le terrain. Voici un florilège de réserves entendues à cette époque : « Non mais vous rêvez, je ne suis pas travailleur social » ; « J'avais commencé à en prendre deux ou trois qui savaient se tenir et, le bouche-à-oreille aidant, j'ai vu ma salle d'attente se remplir d'individus aux mines patibulaires qui font fuir mes autres clients. Un jour, le pitbull de l'un d'eux a failli mordre une gentille petite mamie. Je les ai tous foutus dehors ! » ; « Je n'ai pas fait dix ans d'études pour fourguer de la drogue aux drogués, je ne suis pas un dealer » ; « Vous n'avez pas honte de travailler pour un labo qui vend une pareille cochonnerie qui intoxique nos jeunes ? » Je me souviens d'avoir ramassé à la petite cuillère des déléguées médicales qui venaient de se faire mettre à la porte par des généralistes furibards sur le mode : « Foutez le camp de mon cabinet. »

On ne révolutionne pas en un jour un pays rétrograde en matière de lutte contre les ravages de la drogue. Pour éteindre l'opposition, des frappes massives sont déclenchées. Comme d'habitude, il faut convaincre, séduire. Cette vaste campagne de marketing et de communication est menée à nos frais pour le compte du gouvernement. Un site internet consacré à Subutex et aux traitements pour toxicomanes est créé ex nihilo et hébergé par l'Observatoire français de lutte contre les drogues et les toxicomanies, organisme on ne peut plus officiel dont le patron est placé sous l'autorité directe du Premier ministre. Des réunions communes rassemblent les gens de mon labo et les personnels de Drogues Infos Service, groupement d'intérêt public dépendant… du ministère de la Santé. Quelques années plus tard, l'Institut national de prévention et d'éducation pour la santé (INPES), établissement public nouvellement créé, édite des brochures et des vidéos de sensibilisation financées par nos deniers. Des conférences sont organisées au Collège de France et dans d'autres cénacles prestigieux, conjointement par le laboratoire et la Mission interministérielle de lutte contre les drogues et les toxicomanies. On y entend des pontes hospitaliers, mais aussi des responsables politiques vanter les mérites du Subutex. Là encore, mon labo régale en payant les factures du pince-fesses. Pour évangéliser le monde médical, la formation continue est un passage obligé. Plusieurs séances célèbrent, aux quatre coins du pays, le miracle de la buprénorphine. Autre rituel, les congrès. Des centaines de médecins et de pharmaciens transportés vers des lieux de villégiature du sud de la France et hébergés sur nos notes de frais ? À l'époque, tout le monde applaudit ce financement privé d'une politique d'État !

En médecine, les sociétés savantes rassemblant les meilleurs spécialistes d'une discipline font la pluie et le beau temps. Médicaments à prescrire, modalités de soin, leurs avis inspirent les décisions de nombreux médecins. Issue d'une discipline marginale, l'association réfléchissant à la prise en charge des toxicomanes comptait quelques dizaines d'adhérents à peine. Quelques mois après que nous avons ouvert les vannes, Toxicomanies Hépatites Sida a pignon sur cabinets médicaux et, grâce à ces moyens abondants, s'impose comme un rouage essentiel pour booster les ventes du Subutex. Je vous passe le financement de revues scientifiques sur la drogue ou les hépatites, pathologies fréquentes chez les drogués et pour lesquelles nous vendons des traitements.

Le succès de la molécule est immédiat. Un an après le début de sa commercialisation, 34 000 ex-toxicos devenus patients font fondre nos cachets sous leur langue. Au bout de deux ans, le chiffre des adeptes s'élève à 49 000 et la barre des 80 000 – soit environ la moitié des usagers de drogues – est franchie six ans après. Voilà pourquoi nos patrons ont toujours l'œil brillant en évoquant ce produit à 500 millions de francs par an ! Dès 1999, Subutex devient le quatorzième médicament le plus prescrit. Un score fantastique pour un traitement destiné à une population restreinte. Par comparaison, le Doliprane, antidouleur présent dans toutes les armoires à pharmacie, finit dixième cette année-là. Malgré les réticences de départ, les généralistes jouent le jeu. Dans neuf cas sur dix, ce sont eux qui rédigent les ordonnances de Subutex. Mais tous ne changent pas d'avis. Les résistances éthiques demeurent. Reste que, dans chaque ville, un petit nombre de pionniers se transforment en véritables machines à prescrire aux drogués du coin. Notre campagne de communication a positionné notre médicament comme le premier produit dans l'arsenal des docteurs. Du coup, la méthadone, pour laquelle aucune pub n'est faite, devient la molécule de la dernière chance, un traitement de spécialistes à réserver aux cas désespérés, un sirop bien plus difficile à dissimuler dans une valise que nos petites plaquettes.

Malgré la fermeté de Bernard Kouchner, deux ans après le début de sa commercialisation, la vie de notre produit fétiche cesse d'être un long fleuve tranquille. Quelque temps après l'alerte sur les décès, un trafic de revente de nos comprimés s'impose dans l'actualité. C'est la Sécu qui met au jour l'arnaque : de faux malades font la tournée de plusieurs généralistes pour se voir prescrire des quantités astronomiques de cachets. Lesquelles sont ensuite revendues au marché noir à des toxicomanes. Les faux drogués demandent bien sûr le remboursement des médicaments... Vous les imaginez en train de coller scrupuleusement du bout de la langue des dizaines de petites vignettes ? Dealer des médicaments comme on fourgue de la came... S'injecter du Subutex écrasé comme on se shoote à l'héroïne. Et voir la Sécu financer malgré elle un trafic de médicaments... Quelle tache sur notre réputation ! Heureusement, nos médecins VRP de luxe viennent à la rescousse, armés d'un message simple : l'injection de Subutex est moins dangereuse que celle d'héroïne. Autre contre-feu, une étude clinique impulsée par le labo vient opportunément démontrer que la mortalité des patients sous traitement de substitution diminue... Bémol de taille : ce travail rigoureux a été mené ailleurs en Europe sur des patients sous méthadone. Or, ce produit est en général prescrit dans des conditions très encadrées qui limitent les risques de revente et d'overdoses. Une autre étude, pilotée par un chercheur de renom, enfonce le clou : le Subutex est un excellent investissement puisqu'il permet de faire des économies en matière de lutte contre la délinquance et de minorer les dégâts médicaux engendrés par la toxicomanie et très coûteux pour la Sécu. Cette bataille de communication donne lieu à une guerre du langage. La presse parle de « trafic », l'entreprise, elle, reconnaît tout juste un « mésusage », un « détournement ». J'ignore qui, chez nous, a popularisé ces deux termes, mais quel coup de génie ! Grâce à ces euphémismes repris en boucle, voilà le labo et le médecin dédouanés. La faute retombe sur le patient, qui se shoote au lieu d'avaler sagement son cachet, en vieux garnement habitué à sniffer son bâtonnet de colle derrière le dos de la maîtresse. Comme toujours, nous cherchons et finissons par trouver une parade. La solution miracle consiste à ajouter une nouvelle substance à notre recette de Subutex pour que le « mauvais » malade, en se l'injectant, ressente… de la douleur, ou tout du moins un vague malaise. Devant la bronca des leaders d'opinion et des associations de patients, cette stratégie punitive est vite abandonnée. Le problème reste donc entier.

Peu à peu, cependant, la presse modère ses critiques, grâce notamment à l'arrestation d'une poignée de médecins et de pharmaciens véreux et à la multiplication des contrôles de Sécu. Durant toute cette période agitée, Bernard Kouchner ne nous fait jamais défaut. C'est un soutien sans faille à la politique de substitution lancée par la droite en 1995. Logique, car lui-même est un fervent partisan de la réduction des risques liés aux usages de drogue. Lors de son précédent passage au ministère de la Santé, en 1992, il avait vainement tenté d'initier une telle mesure.

L'alternance à Matignon en 1997 n'a pas compromis les liens privilégiés qu'entretient mon labo avec les pouvoirs publics.

Au fil des mois, après les critiques médiatiques, des voix discordantes commencent à se faire entendre dans la classe politique. Certains députés et sénateurs réclament l'arrêt de la prescription de notre molécule par les généralistes. Ils souhaitent un recadrage sévère sous la houlette des centres spécialisés dans la délivrance de méthadone. La fin de l'exception française, en somme. Mais comment recevoir dans des structures hospitalières les dizaines de milliers de patients sous traitement de substitution ? Où trouver les fonds pour financer une telle révolution ? Dans ce dossier, les intérêts convergent. Le gouvernement ne peut assumer l'échec cuisant de sa toute récente politique de prévention. Mes patrons, eux, refusent d'envisager la catastrophe industrielle que constituerait la chute prévisible des ventes. Des deux côtés, les réunions de gestion de crise se multiplient. Un des cadres dirigeants de ma boîte est encarté au RPR. Durant plusieurs mois, il se charge de faire du lobbying à l'intérieur de son parti. Est-ce grâce à son entregent ? De déjeuners en rendez-vous militants, les rangs des anti-Subu se dégonflent. Pour finir d'étouffer la contestation, une journée parlementaire est organisée au Sénat. Et pour clore définitivement le débat théorique, un rapport d'experts incontestés commandé par Kouchner en 2001 plaide pour la poursuite de l'expérience Subutex. Avec plusieurs bémols qui conduiront à réformer le système à la marge et à tenter de rééquilibrer les prescriptions en faveur de la méthadone, qui devrait être, selon le texte, un « médicament comme un autre ».

Par la suite, les critiques ressurgissent de temps à autre. Il y a toujours un journal de presse régionale pour dévoiler l'arrestation d'un médecin et d'un pharmacien complices de trafiquants. Il y a toujours un député pour s'inquiéter, à travers une question orale à l'Assemblée, de voir prospérer les trafics ou pour pointer le nombre de décès dus au produit. La réponse est identique chaque fois : les bénéfices sont supérieurs aux risques et aux dérives constatés. En 2006, nouveau tremblement de terre. L'estocade émane cette fois d'un homme du sérail, Didier Jayle. Le président de la Mission interministérielle de lutte contre la drogue et la toxicomanie propose le classement de notre produit comme stupéfiant afin, selon lui, de mieux prévenir le trafic. Faire passer le Subutex du statut de « plante vénéneuse » à celui de « stupéfiant » permettrait de « défendre un système qui fonctionne très bien » contre une « infime minorité de personnes qui quelquefois ne sont pas elles-mêmes toxicomanes » et qui « détournent le système à leur profit ». Dans un premier temps, Xavier Bertrand apparaît ébranlé, tout prêt à criminaliser notre molécule. Mais, durant l'été 2006, le ministre de la Santé fait volte-face. Lors de la conférence sur le sida à Toronto, au Canada, il confirme avoir tranché en faveur des experts et des associations qui le sommaient de choisir le statu quo.

Aujourd'hui, plus de 110 000 patients prennent de la buprénorphine dans notre pays grâce à la mobilisation de médecins et de pharmaciens militants. Un vrai plébiscite ! Entre-temps, les droits de commercialisation du Subutex ont été cédés à un autre labo, dans un de ces accords industriels qui pimentent le quotidien du secteur. Bien sûr, il ne s'agit pas d'une pilule miracle pour décrocher de l'héroïne, mais bien d'une béquille chimique qui permet de se retaper avant un éventuel sevrage.

L'odyssée du « Sub » est un beau roman français avec néanmoins quelques pages sombres qui mériteraient d'être écrites. En partie, de mon point de vue, parce que cette politique volontariste a été impulsée d'en haut sans vrai débat public. L'heure n'était pas à la démocratie participative et l'urgence sanitaire faisait craindre que, trop bien informée, l'opinion s'y oppose, comme elle se cabre aujourd'hui face aux projets d'ouverture de salles de shoot. Pourquoi la méthadone, moins chère parce que son brevet était déjà tombé dans le domaine public, a-t-elle été autant marginalisée ? Pourquoi a-t-il fallu attendre début 2012 pour voir débarquer en France un nouveau traitement substitutif déjà commercialisé ailleurs ? Quelles forces ont œuvré en coulisse pour préserver le plus longtemps possible ce monopole ? Pourquoi la formation continue des généralistes à la prise en charge des usagers de drogue a-t-elle été totalement sous-traitée à une entreprise privée ? Quid de la dépendance, physique et psychologique, induite par notre molécule ? Pourquoi a-t-on si peu comparé l'impact social et psychologique du cadre de délivrance ultralibéral de ce médicament ? Plusieurs études ont démontré que les personnes sous méthadone trouvent dans les centres spécialisés les rituels sécurisants, mais aussi le psy, l'infirmière ou l'assistante sociale qui leur permettront de changer de vie. Quel est l'impact réel du trafic quand on sait que, dans certaines rues parisiennes, le « Sub » a remplacé l'héroïne ? Quelle est la consommation réelle de cette molécule par piqûre ?

Reste que, en quelques années, la France a rattrapé son retard. L'épidémie de sida a été balayée. Le nombre de morts par overdose a plongé. Ou comment une révolution conceptuelle a sauvé des vies tout en gonflant les profits d'un labo devenu leader en matière de lutte contre la toxicomanie (recherche, études, colloques, etc.). À y regarder de plus près, cette expérience originale éclaire les relations étroites qui lient l'industrie du médicament et nos dirigeants. Souvent, cette proximité sert les intérêts de santé publique. Mais, comme le suggère l'affaire du Mediator, ces liens ne sont pas toujours au bénéfice exclusif des patients.

11

Mauvais œil

Île de Jersey, au large des côtes normandes, courant 2000. Comment ai-je pu partir à un congrès médical sur la toxicomanie sans mes anti-inflammatoires ? C'est bien connu : comme les cordonniers traînent des savates éculées, les médecins font de mauvais malades. En cette fin d'après-midi, me voilà aux quatre cents coups. Je suis atteint d'une spondylarthrite ankylosante, une maladie responsable d'intenses douleurs au niveau du bassin et du dos. En période de crise, quand les antalgiques classiques ne suffisent pas, je gobe des anti-inflammatoires qui me redonnent le sourire. Ce soir-là, un pharmacien insulaire met fin à mon calvaire : il me propose une boîte de Vioxx, le produit miracle dont tout le monde parle. Dans le système britannique, un médicament doit forcément avoir été prescrit par un médecin. Pas moyen, comme en France, de s'arranger derrière le comptoir d'une officine pour extorquer une boîte de dépannage. Aucun espoir d'obtenir mon traitement habituel. En revanche, quand je sors ma carte professionnelle de l'industrie, le pharmacien accepte de me laisser les cachets oubliés par un client.

Le lendemain, tous les speechs du congrès me paraissent brillantissimes. Mes douleurs se sont évanouies, je suis bluffé par la molécule miracle mise au point par les gens de Merck, un autre grand labo américain. Comme quoi l'industrie pharmaceutique n'est pas en train de devenir une grosse machine à vendre de pseudo-remèdes, ses chercheurs ont encore le nez creux pour changer la vie des patients ! De retour à Paris, je continue à prendre cet anti-inflammatoire. Le traitement marche à merveille, j'en fais la pub à mes copains.

Un jour, je ressens une fulgurante douleur à l'œil gauche qui me contraint à quitter une réunion avec les directeurs régionaux pour foncer chez l'ophtalmo en urgence. Que se passe-t-il ? Je n'y vois pratiquement plus rien… Après un fond d'œil, puis une IRM, le diagnostic tombe : spasme vasculaire. Pour le neurologue et le rhumatologue, le Vioxx est à l'origine de mon malaise. Ils me demandent d'arrêter immédiatement et de revenir à la molécule plus ancienne. J'écoute leurs conseils et, quelques jours plus tard, je recouvre la vue. Mais je garde des séquelles : mon axe visuel reste dévié, ce qui m'oblige à porter des lunettes équipées de verres spéciaux.

Je n'ai pas attendu le retrait surprise du Vioxx par son fabricant, en septembre 2004, et le scandale mondial qui s'en est suivi, pour soupçonner l'existence de graves failles dans le système de sécurité du médicament. À partir de l'année 2000, je découvre peu à peu que cet anti-inflammatoire prétendument révolutionnaire est probablement la cause de crises cardiaques, et même de décès. Plus grave : je prends conscience que ce risque est tu. Pour cela, nul besoin de mener une enquête fouillée ni de percer les secrets industriels de notre concurrent. La vérité s'étale sur mon bureau, tapie dans les publications scientifiques que je dévore chaque matin en arrivant au travail. Seulement, il m'a fallu perdre la vue durant quelques jours pour ouvrir les yeux. Je ne fais pas exception : la plupart de ceux qui avertissent aujourd'hui contre les dangers des médicaments en ont eux-mêmes été victimes.

Le choc a été d'autant plus rude que j'avais tout lu sur le Vioxx. L'arrivée d'un produit miracle sur le marché est annoncée dans les grandes revues médicales des mois à l'avance. J'avais épluché les articles élogieux dans les revues que je portais au pinacle. Je trouvais le mécanisme d'action génial. Les cerveaux de Merck avaient réussi à pallier le défaut majeur des anti-inflammatoires de l'époque qui causaient de nombreuses hémorragies digestives et des ulcères à l'estomac ! Après mon accident, je commence à rajuster mes lunettes. À l'automne 2004, une fois l'affaire révélée au grand jour, je tombe d'encore plus haut : des articles ont sciemment minoré l'impact dangereux du médicament sur le cœur ; les résultats des études sur lesquelles se basaient ces publications étaient biaisés ; les grandes revues scientifiques se sont fait berner, du moins au début. Il n'est plus question de petits bidouillages, mais d'un scandale à grande échelle qui a occulté des effets secondaires mortels.

Je rumine de sérieux doutes sur un système qui a échoué à arrêter cette fuite en avant. En dix ans passés dans l'industrie pharmaceutique, je n'avais jamais été témoin de tels procédés. Bien entendu, je connaissais toutes les ruses pour favoriser le succès d'un médicament. Bien sûr, leurs bénéfices étaient parfois exagérés, mais n'est-ce pas la définition même du marketing que de montrer le produit sous son meilleur jour ? Mais plus je relis les publications scientifiques biaisées, plus j'ouvre les yeux sur mes propres pratiques. Cependant, entre un peu d'exagération et se laisser aller à vendre un médicament dont certains cadres du labo – comme le montrèrent des mails internes – savaient qu'il tuait ou handicapait gravement... Personne n'est à l'abri d'un accident industriel. Malgré de pointilleuses études préalables, des problèmes de sécurité peuvent passer inaperçus avant la commercialisation. Mais, à la première alerte, un labo sérieux doit réagir. Il en va de la santé des patients, et aussi de sa réputation. Dans ma première boîte, au début des années quatre-vingt-dix, un produit causa plusieurs hypoglycémies – dont quelques-unes mortelles – au cours du premier mois suivant sa sortie. C'était une catastrophe pour le business, mais personne ne tenta de dissimuler ces accidents. Le cimetière de l'industrie pharmaceutique est jonché de cadavres de médicaments morts-nés : il arrive que des recherches sur une molécule prometteuse soient stoppées avant sa commercialisation par un géant de la pharmacie. Un tremblement de terre pour le cours de Bourse, mais une aubaine pour la santé publique.

Mon esprit critique s'aiguise, de manière progressive. Dans ces années-là, je me plonge dans l'histoire du médicament, que nous avions survolée en fac de médecine. À gros traits, c'est une épopée plus que centenaire qui débute avec la naissance de la chimie à la fin du XIXe siècle. Avec ses nombreux épisodes de gloire (l'aspirine, les antibiotiques, les vaccins qui sauvent des vies par millions) et quelques heures sombres. Dès l'origine, des médicaments sauvent des vies et d'autres tuent. Parfois, ce sont les mêmes, au hasard de la dose et de la réaction imprévisible du corps humain. Mais il existe aussi des remèdes qui ne sont rien d'autre que des poisons.

En 1899, le chercheur allemand Félix Hofmann découvre l'aspirine. Grâce à sa synthèse à grande échelle, il est à l'origine du premier succès commercial de l'histoire. Une trouvaille géniale, qui soigne encore aujourd'hui des millions de patients cardiaques à travers le monde et qui découle d'une intuition tout aussi fabuleuse : l'aspirine est le dérivé chimique d'un composé présent dans les feuilles de saule. Or, dès 400 avant Jésus-Christ, notre ancêtre médecin Hippocrate recommandait des infusions à base de feuilles de cet arbre pour soulager douleurs et fièvres... En Allemagne et aux États-Unis, tout un secteur industriel voit le jour. Dans l'Hexagone, les médicaments sont mitonnés dans les arrière-boutiques des pharmacies. En l'absence de garde-fous sanitaires, les effets négatifs de certains produits sur la santé, dissimulés par les fabricants, restent invisibles. Les vieilles réclames de l'époque donnent froid dans le dos. Une pub pour un labo britannique célèbre un « vin de coca », sorte de liqueur permettant de soulager des maux aussi divers que les névralgies, les insomnies ou l'abattement. On vante les propriétés curatives de la cocaïne ! Laquelle était même vendue en pastilles, en infusions ou en boisson : le vin Mariani, si cher au pape Léon XII qui en avait toujours une fiole sur lui, fut inventé par un duo composé d'un pharmacien et d'un médecin. Le produit, qui contenait plus de 6 milligrammes de cocaïne, fut breveté en 1870 : les deux compères voulaient protéger leur monopole et asseoir la légitimité thérapeutique de leur élixir auprès du corps médical. Une publicité des laboratoires américains Lloyd datant de 1885 prône l'usage de la cocaïne pour soulager le mal de dents pour seulement 0,15 dollar ! Un pharmacien belge promet, lui, que ses dragées antiseptiques au menthol et à la cocaïne calmeront instantanément les maux de gorge : elles « restituent aux cordes vocales leur souplesse et leur élasticité. Indispensables aux chanteurs, professeurs et orateurs ».

Je ne résiste pas au plaisir de mentionner la campagne marketing géante dont bénéficia une autre drogue dure : l'héroïne. Les laboratoires Bayer l'utilisaient pour stopper la toux. La « Glyco héroïne du Dr Smith » prétendait, elle, avoir « définitivement résolu le problème de la toux » mais pouvait également être indiquée en cas d'asthme ou de pneumonie. Quand on sait que l'héroïne entrave la respiration, on se demande combien d'infortunés malades sont morts d'une simple bronchite... Les nourrissons en firent aussi les frais : autre best-seller de la fin du XIXe siècle, le sirop apaisant de Mme Winslow pour les poussées dentaires, plébiscité par quantité de bonnes mères de famille. Quand les mamans excédées par les pleurs avaient la main un peu lourde sur la cuillère, cette fiole pleine de morphine devait supprimer radicalement toute forme de douleur en entraînant un cortège de dépressions respiratoires fatales et autres morts subites inexpliquées.

Une petite piqûre d'opium épuré pour les malades récalcitrants ? Les mérites du Pantopon concocté en 1909 par le laboratoire Roche à partir d'opium s'étalaient dans les colonnes d'une revue scientifique prestigieuse, *The American Journal of Surgery*. Déjà à l'époque, on trouvait des médecins complaisants, avertis des effets dévastateurs du pavot, pour chanter les louanges de cette invention douteuse. « Il est moins toxique que l'opium et beaucoup moins que la morphine. Il est mieux toléré, il n'y a pas d'accoutumance et les mêmes doses produisent les mêmes effets », écrivait un praticien. Un autre médecin soutient qu'il est « utilisable dans tous les cas où l'opium et la morphine sont appelés au chevet du malade et ne présente donc aucun des risques de l'opium naturel ».

Tous ces exemples démontrent que la confiance naïve dans la chimie ne date pas d'aujourd'hui, mais d'avant-hier. Après la Seconde Guerre mondiale, l'industrie pharmaceutique connaît son âge d'or. Mais ces « quarante glorieuses » durant lesquelles les ventes et les profits explosent sont émaillées de scandales. Cette fois, les dégâts ne passent pas inaperçus. Sur toutes les paillasses du monde industrialisé, des milliers de molécules sont synthétisées. La légende veut que la naissance d'un nouveau médicament soit le fruit d'une avancée majeure de la biologie fondamentale. Le produit miracle découlerait de la mise au jour du mécanisme responsable de la maladie. En réalité, jusqu'à la fin des années quatre-vingt-dix, le chemin a souvent été inverse. On fabrique à l'aveuglette des substances auxquelles on essaie a posteriori de trouver une application médicale. Tout en ayant pris soin de déposer un brevet. Parmi elles, la thalidomide, au début des années cinquante. Comme le labo suisse qui l'a fabriquée ne sait pas trop qu'en faire, il la cède à l'entreprise allemande Grünenthal. En 1957, voilà le produit vendu outre-Rhin et dans quarante-neuf autres pays comme remède terrassant les nausées des premières semaines de grossesse. Un vrai miracle, soutiennent les réclames, aussi « inoffensif qu'un biscuit ». Mais, très vite, des bébés naissent sans bras ou sans jambes et meurent souvent avant d'atteindre l'âge d'un an. Mis en accusation dans une première publication dès 1961, le labo allemand choisit de nier l'évidence. Heureusement, la molécule est retirée de la vente. Entre-temps, plus de 10 000 enfants malformés sont nés dans le monde, dont 3 000 en République fédérale allemande. Pas en France, où le médicament n'a jamais été autorisé. Ni aux États-Unis, où le gendarme du médicament avait été tellement étonné de ne voir aucun effet secondaire dans le dossier présenté par la firme qu'il avait laissé traîner les choses. L'autopsie de ce scandale dans la presse ainsi que plusieurs procès ont révélé que seuls des tests sur des animaux avaient été menés en amont. Aucun humain, avant les malheureuses femmes enceintes, n'avait ingéré les dangereux comprimés.

La prudence des autorités hexagonales au moment du lancement de la thalidomide s'explique par un drame avant-coureur. Cinq ans auparavant, le pays fit face à un scandale purement franco-français. En 1952, Georges Feuillet, un pharmacien de Saint-Mandé, en banlieue parisienne, ayant créé son propre petit labo, avait mis au point le Stalinon, un remède à base d'étain contre les furoncles récalcitrants. Moins d'un an après sa commercialisation, c'est l'hécatombe : une centaine de morts et de nombreux intoxiqués. Les tests de toxicité avaient été bâclés, l'autorisation ministérielle accordée sans rigueur. « Il n'y aurait jamais eu d'affaire Stalinon si Feuillet avait fait son devoir de contrôle », accusait le journal *La Nouvelle République* du 31 octobre 1957. Si l'apprenti sorcier s'en est tiré avec seulement deux ans de prison, les règles d'autorisation et de contrôle des médicaments ont été durcies dès 1959.

Le scandale planétaire de la thalidomide bouleverse le monde du médicament. Durant les années soixante et soixante-dix, partout dans le monde, les lois se renforcent. Des systèmes de contrôle et d'alerte sont échafaudés. Des autorisations de mise sur le marché deviennent nécessaires. Pour les obtenir, les laboratoires doivent fournir des études de toxicité et d'efficacité crédibles, les fameux essais cliniques publiés dans les revues médicales.

Si la thalidomide n'a pas marqué les gens de ma génération, Vioxx les a réveillés. À la cantine, dans les séminaires, nous débattons des dégâts causés par les médicaments. Le cas des antidépresseurs nous alerte. Mal prescrits, ils peuvent conduire à des passages à l'acte suicidaires ou meurtriers, comme le démontrent plusieurs procédures judiciaires alors en cours aux États-Unis. L'ère des « Nous sommes les champions », de l'optimisme béat, s'achève. Certes, nos produits sauvent des millions de vies, mais ils en détruisent aussi. Les effets secondaires ne devraient plus se résumer à quelques lignes au milieu d'une notice cachée au fond de la boîte, mais constituer un enjeu de santé publique.

D'autres changements structurels profonds ont miné le système. À l'époque, cela commence tout juste à m'inquiéter. Aujourd'hui, j'y vois la cause favorisante de bien des dérives : les liens incestueux entre les services ventes et marketing des laboratoires pharmaceutiques.

Au début des années quatre-vingt-dix, l'organisation interne était très différente. D'un côté, les gens des ventes, visiteurs médicaux en tête, se démenaient pour faire augmenter les prescriptions. De l'autre, les salariés du marketing écrivaient leur scénario : voilà les points forts de ce nouveau médicament, voilà pourquoi il faut l'ajouter au bas de l'ordonnance. La séparation nette entre ces deux activités servait de garde-fou. Il y avait parfois des discussions très vives, un vrai combat entre deux entités aux intérêts et à la culture en partie divergents, mais tout le monde s'y retrouvait au final : les médecins intégrés au service marketing réussissaient à convaincre les vendeurs de la nécessité d'évoquer les effets secondaires.

Avec le temps, les compressions de personnel et les réductions de coût, la plupart des labos ont regroupé ces deux pôles sous une direction commune. Pour le plus grand bonheur des ventes, dont les pouvoirs se sont accrus. Les docteurs sont devenus, aux yeux des commerciaux, des empêcheurs de vendre en paix. En cas de désaccord, le patron s'est mis à donner systématiquement raison à nos collègues vendeurs. En cas d'effondrement du marché, tout retombait sur nos épaules. C'est à ce moment-là que nos relations avec les délégués médicaux se sont dégradées. Eux-mêmes soumis à une pression plus intense, ils sont devenus plus agressifs vis-à-vis de la concurrence, et même envers nous. « Tu ne cajoles pas assez les leaders d'opinion. Tu ne montes pas assez d'études. Tu ne mets pas assez le paquet sur les congrès. Tu pourrais venir sur le terrain nous filer plus de coups de main, les temps sont très durs. » À chaque séminaire, une litanie de reproches. À croire que nous étions, à nous seuls, responsables des méventes.

Un autre facteur a encore gangrené le système : la mutation progressive des médecins vers des services dédiés. Une manière de nous éjecter du cœur du réacteur, de nous tenir à l'écart des enjeux de pouvoir. Avec la multiplication des scandales médicamenteux, nous qui, au début des années quatre-vingt-dix, pouvions travailler à chaque étage de la fusée, aussi bien à la recherche qu'au marketing ou aux ventes, avons été cantonnés aux affaires strictement médicales. Au début, j'y ai vu une belle opportunité de carrière. Mais le marketing et les ventes ont pris leur autonomie. Et les blouses blanches formées à l'éthique sont restées entre elles, avec leurs grands principes battus en brèche par la crise. En cas de conflit, le PDG penche toujours pour son directeur marketing-ventes. Le patron du département médical, habitué à perdre tous les arbitrages, a tendance à museler lui-même ses troupes pour préserver la petite marge de liberté qui lui reste.

Congrès internationaux, rendez-vous multiples avec les stars de l'hôpital public ou les fonctionnaires de l'Agence du médicament… la routine a le don d'éroder mes doutes naissants. Mais j'ai déjà un peu changé. Quand je m'astreins, une demi-heure par jour, à lire les publications scientifiques, j'ai perdu toute forme de naïveté. Je cherche des poux partout, même dans les plus grandes revues comme le *JAMA*[1], le *NEJM*[2], le *BMJ*[3], le *Lancet* ou

1. *Journal of the American Medical Association.*
2. *New England Journal of Medicine.*
3. *British Medical Journal.*

Nature. Pas dans la presse médicale française que je parcours du bout des yeux depuis mes débuts tant ses liens avec l'industrie sont étroits. Cet article élogieux sur un nouveau médicament de la concurrence est-il vraiment béton ? Regardons les résultats d'un peu plus près. N'ont-ils pas été tronqués ? Il m'arrive de me rendre à la bibliothèque pour consulter en cachette la revue *Prescrire*. Dans l'industrie, ce mensuel qui passe les médicaments au crible en toute indépendance est notre bête noire.

Ayant moi-même présenté sous un meilleur jour des résultats d'études mitigés, je suis censé déceler les petits arrangements des amis des autres labos. Sauf que je croule sous la lecture à rattraper. Pour parcourir tout ce qui est publié, même dans une seule spécialité médicale, il faudrait y consacrer la moitié de la journée. Un labo peut manipuler facilement un auditoire qui n'a pas lu en détail la publication dont il est question. Personne, dans ce milieu, surtout pas un ponte hospitalier durant un *board*, n'osera avouer une telle impasse. Au début de ma carrière, un leader d'opinion très connu à qui je me plaignais de ne pas disposer d'assez de temps pour effectuer cette tâche me révéla son petit secret :

— Jeune homme, allez directement à la dernière page regarder les remerciements et les déclarations de conflits d'intérêts des auteurs. Si les auteurs ont des liens financiers présents ou passés avec l'industriel dont le médicament fait l'objet de la publication, abstenez-vous de lire tout l'article, passez directement aux conclusions. Si elles sont positives pour l'industriel, vous gagnerez du temps en jetant le tout à la poubelle. Avec l'expérience, en découvrant les liens entretenus par certains confrères avec les labos, vous apprendrez à relativiser l'intérêt de leurs travaux scientifiques.

Popularisée par les Anglo-Saxons, la notion de conflit d'intérêts – c'est-à-dire le fait pour un professionnel d'être placé dans une situation pouvant susciter un doute sur les mobiles de ses décisions – peine à s'imposer chez nous. La loi ne le punit pas directement. Les médecins feignent d'ignorer que les industriels cultivent ces liens potentiellement dangereux. Grâce aux conseils de ce professeur avisé, j'ai gagné de précieuses minutes chaque jour, mais il m'aura fallu dix ans pour acquérir la totalité de l'expérience, la compréhension fine des mécanismes que ce vieux routier, alors en responsabilité à l'Agence du médicament, possédait.

À ce moment-là, l'essentiel de mon travail consiste à décortiquer les publications qui concernent les médicaments de mon labo. En général, la sortie d'articles défavorables ne suscite guère de commentaires. Ils sont simplement passés à la trappe au plus vite. Chez nous, en tout cas, car nos concurrents ne se privent pas de les signaler aux médecins. Contrairement à ce que prétendent nos brochures, les résultats d'une étude scientifique ne sont jamais totalement favorables. Il y a toujours un biais, des questions non résolues, des risques pour la santé.

Quand les publications plébiscitent notre produit, nous les utilisons pour enjoliver nos campagnes de communication. L'argumentaire des visiteurs médicaux repose sur ces données. Un article positif sort dans le *Lancet* et c'est le branle-bas de combat. Il faut voir l'empressement des gars du marketing à obtenir de nous, personnels du département médical – la conscience du labo –, l'autorisation expresse de les récupérer pour leurs plaquettes de papier glacé. En interne, cela tourne parfois à la baston entre services. Le PDG de la filiale et même les huiles de la maison mère sont appelés à la rescousse. « Si on ne nous autorise pas à utiliser ces informations au plus vite, on ne pourra pas garantir que nos objectifs de vente seront atteints », clament nos collègues et meilleurs ennemis ou, pire encore : « Si on nous autorise à communiquer massivement ces résultats, les ventes peuvent augmenter. » Pourquoi jouons-nous la prudence ? Parce qu'une communication mensongère à destination des médecins peut être interdite par le gendarme du médicament, également chargé de la pub. La loi prévoit des amendes sévères à l'encontre du labo fraudeur, même si, à ma connaissance, aucune sanction financière n'a jamais été prononcée. Car les dieux du marketing ont parfois des méthodes bien rodées pour aveugler les autorités sanitaires. Ils se concentrent sur les chiffres élogieux tout en ignorant les biais possibles : nombre insuffisant de malades, durée trop limitée pour décréter la guérison, très nombreuses sorties d'expérience en cours de route, critères pour juger de l'efficacité discutables, étude réalisée dans un seul établissement dont le patron a des liens avec nous, etc. Plus grave, ils atténuent les passages défavorables. Sans totalement gommer les effets négatifs du médicament, ce qui est pénalement répréhensible, ils les minimisent. Là encore, les ficelles sont nombreuses : la fréquence des effets secondaires est artificiellement diminuée en basant les calculs sur un nombre plus restreint de malades. Seuls sont mentionnés ceux qui n'ont pas pu être contrebalancés par un deuxième traitement pris en même temps que le premier. On peut aussi suggérer que les médicaments de la concurrence ont eux aussi des inconvénients… Il m'est arrivé une fois de dénoncer un trucage grossier consistant à brandir des résultats basés sur une forme de médicament qui n'était plus utilisée en France. Inutile de préciser que mes interrogations éthiques ont vite été balayées par l'activisme de mes collègues des ventes.

Au-delà de ma petite personne, la perte de pouvoir du département médical signe un retournement. Les ventes gagnent tous les arbitrages parce que l'euphorie économique est derrière nous. Il faut écouler des boîtes et des boîtes pour espérer inverser une tendance que nous ne savons pas encore inéluctable. Quand je regarde en arrière, il me semble que l'arrivée des génériques en France fut, avec l'affaire du Vioxx, l'autre tournant de ces années deux mille. Jusqu'à cette date, ces copies conformes de médicaments, fabriquées dès que le brevet déposé au moment de leur invention tombe dans le domaine public, n'avaient pas le vent en poupe. Malgré le prix *low cost*, les prescripteurs, intoxiqués par nos campagnes de sape, s'en méfiaient. Et la Sécu ne faisait pas le forcing, avec le soutien des pharmaciens, pour les imposer à tous les assurés sociaux.

La nouvelle arrive des États-Unis. Un matin, un mail interne nous avertit que la vache à lait du labo, un médicament contre les allergies, vient de perdre son brevet outre-Atlantique. Des génériques sont prêts à inonder le marché. Au début, personne ne s'inquiète. C'est une information anodine : d'autres molécules ont déjà été attaquées, elles ont très bien résisté.

Mais quelques jours plus tard, c'est la douche froide. Le séminaire se déroule pourtant sous les meilleurs auspices. Les ventes de notre filiale française atteignent des sommets, le champagne et les compliments coulent à flots depuis le début de la semaine. Déjà la tête en week-end, les troupes se préparent d'une oreille distraite à écouter le speech final du directeur adjoint. Je fais partie des rares personnes concentrées de la salle. Depuis quelques jours, je suis, avec quelques autres collègues, dans la confidence. D'entrée, le bras droit du patron lâche sa petite bombe :

— La situation de la compagnie est très grave. Les ventes de notre médicament vedette se sont effondrées aux États-Unis à cause de la poussée historique des génériques. Nous avons presque perdu 1 milliard de dollars en quelques semaines.

— Mais les amerloques ne trouvent rien pour empêcher ça ? Une action en justice ou autre chose ? demande quelqu'un dans la salle.

— Il n'y a malheureusement rien à faire. Excepté un plan de réorganisation de la compagnie qui commence maintenant. Vous pouvez évidemment vous attendre à des coupes budgétaires, à des suppressions de personnel et à un changement de direction au niveau de la maison mère. Vous imaginez que les actionnaires ne sont pas très contents d'assister à la chute du cours de l'action. Ils doivent réagir.

Un grondement traverse la salle de réunion.

— Mais cela ne concerne que les États-Unis. En France, nous avons de bons résultats. En quoi serons-nous impliqués dans ces changements ?

— Nous sommes une seule compagnie et tout le monde devra faire des efforts en réduisant la voilure. D'autant que les pouvoirs publics français préparent une politique pour contraindre les médecins et les pharmaciens à prescrire et délivrer autoritairement plus de génériques. Nous mettrons tout en œuvre pour résister le plus longtemps possible. De toute façon, nous n'échapperons pas à la réorganisation. Toutes les filiales du groupe seront impactées.

Les sinistres prophéties du directeur adjoint se réalisent vite, aux États-Unis dans un premier temps. Bientôt, le gratin de la maison mère est débarqué. L'avion de la compagnie ? Bradé au premier client solvable. Un ancien collègue français en poste là-bas me tient au courant du crash en cours :

— Chaque jour, le nombre de voitures dans le parking diminue.

Bientôt, mon espion ne peut plus me raconter les coulisses des restructurations : il est viré lui aussi. Nul besoin d'être un brillant économiste pour savoir que le battement d'ailes d'un papillon américain peut déclencher une tornade de ce côté-ci de l'océan. Nos notes de frais passent à la moulinette : interdiction de prendre l'avion en business. En train, prière de voyager en seconde avec les Français moyens. Pour franchir le périph, il faut désormais l'autorisation de son supérieur et pour sauter une frontière, celle du PDG. Les réunions téléphoniques et les vidéoconférences prennent le relais. La crise se mesure d'abord à ces pertes de privilèges quotidiens. Certains collègues n'entendent pas passer leurs soirées recroquevillés sur des strapontins dans le TGV. Ils quittent la filiale sans retrouver ailleurs cette oasis de prospérité. Moi qui ai commencé en feignant d'être au régime pour vendre des substituts de repas, je dois serrer la ceinture pour de vrai.

Chaque fois que le brevet d'un produit phare approche de sa date de péremption, le labo sort un bouclier antigénériques. Un jour, la direction générale me convoque avec d'autres cadres. Subutex, une de nos meilleures ventes, le traitement de substitution à l'héroïne dont j'ai déjà parlé, va subir les attaques de plusieurs copies. Vu les réorganisations en cours, mieux vaut prévenir un échec qu'en payer les conséquences. La réunion met au point un plan de bataille. Il faut lancer des actions de lobbying tous azimuts pour retarder l'échéance. Une autre idée est évoquée : pourquoi ne pas accorder des remises plus importantes aux pharmaciens afin qu'ils distribuent notre produit en priorité ? Le directeur des affaires réglementaires, son homologue des affaires publiques et le pharmacien en chef, trois hauts responsables du labo, se serrent les coudes pour torpiller ce projet. Chacun dans leur langage, ils nous expliquent que c'est tout simplement illégal. Je prends la parole pour aller dans leur sens. La loi des brevets est peut-être cruelle, mais c'est la loi... Je découvrirai plus tard que ce front secret a tout de même été ouvert dans leur dos... et dans le mien.

Première cible officielle, les autorités de santé. Rendez-vous est pris auprès des fonctionnaires du gendarme du médicament pour tenter de les convaincre que la fabrication de Subutex est un processus tellement complexe qu'il sera impossible d'obtenir une copie vraiment identique. Tous les grands labos brandissent ce genre d'arguments : contester la conformité entre un médicament et son générique que, dans notre langage de techniciens, nous appelons « bioéquivalence ». Mais, en l'occurrence, nous exagérons à peine : le dosage d'un comprimé de Subutex n'est pas simple à obtenir. Malheureusement, notre argument fait pschitt. Un fabricant de génériques a trouvé la formule pour nous imiter.

Au début du mois d'août, on me passe au téléphone un pharmacien, très content d'une première commande de Subutex, qui veut récidiver. Il faut donner l'autorisation du labo. Comme tous mes supérieurs sont en congé, à moi de signer. Je manque tomber de mon fauteuil de bureau : la direction a décidé de bourrer les étagères des pharmaciens. Un système de remises pour l'achat de grosses quantités de Subutex vient d'être mis en place. Un mécanisme qui viole la loi réglementant ces ristournes. Je refuse de donner mon accord. Outré par cette découverte, je mène ma petite enquête à la machine à café. Je ne rêve pas : une étude bidon (nom de code Pharmasub) a été confiée à des pharmaciens. Ils sont payés pour recueillir de pseudo-informations scientifiques sur la délivrance de Subutex. Ce rideau de fumée n'a qu'un but : tuer dans l'œuf l'offensive des génériques. Je suis d'autant plus choqué que j'aurais dû coordonner moi-même ce travail. Je réalise que j'ai été mis sur la touche. Assez logique vu l'opposition que j'avais manifestée lors de la réunion à l'idée de remises pour les pharmaciens – les fameuses marges arrière révélées au grand public en 2012, lors de l'émission de télé *Les Infiltrés*, sous les yeux effarés d'Irène Frachon.

Au passage, je comprends pourquoi mes deux collègues qui s'étaient opposés à ce projet ont soudain quitté nos rangs sans crier gare. Ils ont décidé de « réorienter leur carrière », a expliqué la direction, coupant court à nos questions dérangeantes. À la veille de mes vacances, je n'en mène pas large. Mon refus de coopérer risque de me conduire vers le même genre de « réorientation » forcée…

Mais un beau matin, dans un de ces virages à 180 degrés du destin, je sauve ma tête. Alors que je bosse dans mon bureau, trois hommes poussent la porte.

— Bonjour, Direction générale de la consommation et de la répression des fraudes. Ne touchez plus à rien, ni sur votre bureau ni sur votre ordinateur.

Celui qui semble être le chef du trio a brandi une carte professionnelle ornée d'un liseré officiel bleu, blanc, rouge : s'ils ne sont pas flics, ces fonctionnaires, qu'on voit souvent débusquer les arnaques des restaurateurs dans des reportages télé, ont des missions de police.

— Nous en avons pour un moment. Allez faire un petit tour dehors, nous vous ferons signe quand nous en aurons terminé.

Tout le labo est en effervescence. Le serveur informatique est en cours d'expertise, le contenu des armoires des cadres passé au peigne fin. Je finis la journée au chômage technique. De temps à autre, je jette un œil dans mon bureau.

— Je peux reprendre le boulot ?

— Plus tard, monsieur.

À la faveur d'une de ces visites, j'entends l'un des trois inspecteurs dire : « On les a jusqu'à l'os ! » Que s'est-il passé ? Un pharmacien a vendu la mèche aux visiteurs médicaux venus présenter leurs nouveaux génériques. Ceux-ci se sont empressés de relayer l'information et une plainte pour pratiques commerciales abusives a été déposée. D'où la descente des fonctionnaires antifraude. En décembre 2013, l'Autorité de la concurrence infligera une amende de 15 millions d'euros au laboratoire pour avoir entravé l'arrivée du générique de Subutex tout en accordant, notamment, des remises non justifiées aux pharmaciens. Le laboratoire n'a pas contesté les griefs émis par cette institution.

Pour le moment, nos ristournes illégales cessent et un arrangement est trouvé avec nos concurrents en colère. Hasard ou coïncidence, le PDG, lui, est débarqué quelques semaines plus tard par les patrons américains. Comme les enquêteurs à carte tricolore, ils se fendent d'une petite visite surprise jusque dans nos bureaux pour le démettre de ses fonctions.

12

Mariage forcé

Les psys scrutent les dessins d'enfants pour y lire leurs états d'âme. On pourrait deviner ceux des adultes rien qu'à la décoration de leur bureau. À mes débuts dans l'industrie pharmaceutique, je placardais sur les murs des photos de mon chat. Mes collègues déjà parents exhibaient, eux, les bouilles souriantes de leurs rejetons. Les souvenirs de nos voyages au soleil et des campagnes de promotion victorieuses égayaient l'atmosphère.

Vingt ans plus tard, mon micropaysage intime a changé. Tout autour de moi, une surface immaculée. La vie a aussi déserté les bureaux voisins, pareillement dénudés. Une règle interne interdit désormais de planter des punaises. Il y a quelques semaines, j'ai demandé l'autorisation d'accrocher un tableau blanc pour y tracer chiffres et schémas. Aucune nouvelle. Les services généraux, qui s'occupent de l'entretien de notre tour de verre, rappliquent le jour où je menace leur responsable de débouler avec ma propre perceuse sans fil.

Murs colorés, puis surfaces vides… La psychanalyse de mon conte de fées professionnel tournant au cauchemar se nourrit de ce genre d'indices. Jusqu'à ce qu'un coup de tonnerre confirme que certains allaient, à court ou moyen terme, devoir faire leurs cartons. Depuis des mois, c'est un festival de rumeurs. Comme la crainte d'une prochaine fusion tenaille tous les salariés de l'industrie pharmaceutique depuis quelques années, je n'y aurais guère prêté attention sans quelques indiscrétions venues de collègues travaillant au siège, aux États-Unis. Des assistantes aux haut gradés, tout le monde, là-bas, traque les temps morts dans les agendas surchargés du big boss et de son adjointe. Des négociations, menées par un tout petit commando de dirigeants, seraient en cours. Rachat d'une autre multinationale ou mariage entre géants, rien n'est encore tranché. Logique, vu la santé retrouvée de la boîte : depuis l'absorption d'un petit laboratoire en 2008, le nôtre a redressé son chiffre d'affaires. « La compagnie est à vendre », répétons-nous à chaque pause devant la machine à café.

L'année 2009 débute par le traditionnel séminaire d'échauffement. Des plaquettes de com' juste sorties de chez l'imprimeur, des slogans repeints de frais, une série d'arguments inédits… La hiérarchie entend briefer les troupes et réaffirmer son pouvoir. Avec des centaines d'autres cadres du siège et une armée de commerciaux, nous piétinons depuis un moment devant une porte barricadée. À l'intérieur de la salle, une invitée de marque, la vice-présidente monde de l'entreprise. Elle a pris l'avion depuis les États-Unis, l'heure est grave. Son discours risque de faire l'effet d'une douche froide sur nos esprits échauffés.

Les portes s'ouvrent finalement. Cela sent le roussi : toute une brochette de dirigeants venus d'Amérique entoure la VIP. Seul cadre de l'Hexagone autorisé à s'asseoir au milieu du petit groupe, le PDG de notre filiale ouvre la séance par ses bons vœux et la présentation des excellents chiffres de vente.

— Madame la vice-présidente…

Le discours tant attendu tourne autour de la bonne santé financière du groupe, des nouveaux médicaments dans les tuyaux et des perspectives de croissance pour les cinq prochaines années. Silence glacé dans la salle. Comme je me suis invité juste derrière les huiles, seul sur toute une rangée désertée, je dois me retourner pour sonder la mine de mes collègues. Tous ont l'air sonné comme moi par ce speech destiné à une assemblée d'actionnaires plus qu'à une meute de commerciaux.

— Des questions ?

Avec courage, un délégué médical se lance en anglais :

— Des rumeurs de rachat de la compagnie nous parviennent depuis quelques semaines. Pouvez-vous nous faire quelques commentaires ?

Un grondement monte des dernières rangées, preuve que mon collègue a parfaitement résumé nos préoccupations. Pendant quelques secondes, la vice-présidente semble décontenancée. Étonnant, à ce niveau de responsabilité. Nos dirigeants nous connaissent bien mal pour penser que leurs manigances restent secrètes.

La patronne a retrouvé ses esprits :

— Ah oui, vous aussi, vous avez entendu ces rumeurs ? Moi aussi je les ai entendues, mais je puis vous assurer qu'il n'y a AUCUNE négociation en cours avec AUCUN autre industriel de la pharmacie pour VENDRE notre entreprise qui reste INDÉPENDANTE.

La fin de sa réponse, plutôt caustique, lui ménage le soutien des rieurs :

— Du moins pour le moment. Personne ne connaît l'avenir, même pas moi.

Dans la salle, les gens s'esclaffent. Ou comment retourner un parterre d'un trait d'humour. À l'issue de son show, la vice-présidente vient se rasseoir sur son siège placé juste devant moi. Son profil, lorsqu'elle glisse quelques mots à l'oreille de son voisin de gauche, est dur, fermé. Quel contraste avec la mine enjouée affichée quelques secondes plus tôt ! Ce jour-là, j'ai le pressentiment qu'elle vient de mentir en public pour motiver les troupes et maintenir ainsi les ventes au top niveau jusqu'à l'annonce du rachat. Il faut à tout prix éviter l'effet désastreux d'un décrochage avant la fin des négociations. D'où la vacuité du fond de son discours, contrebalancée par son impeccable jeu d'actrice : ses propos ne s'adressent pas à nous, mais aux actionnaires de notre labo et à ceux de notre futur partenaire qui pourraient faire machine arrière si d'aventure le cours de Bourse venait à dégringoler.

Un autre signe me suggère que le vent a déjà tourné. Juste après la réunion, je rejoins le patron des affaires médicales au niveau mondial, numéro trois ex aequo dans la hiérarchie de la multinationale. C'est un homme toujours accessible, qui sait faire avancer les dossiers et au besoin rabattre le caquet des services ventes et marketing. Mais que lui arrive-t-il ? Au lieu de me répondre, il passe son temps à reformuler mes questions tout en grignotant un trognon de pomme du bout des dents. Qu'est-ce qui cloche ? Il a bien, comme d'habitude, accroché sur le dos un sac de collégien attardé, mais cet air fatigué, complètement détaché ? Le sujet est pourtant important. Je souhaite évoquer avec lui les règles de fonctionnement éthique qu'il vient d'édicter et qui soulèvent une bronca chez mes collègues et meilleurs ennemis de l'intérieur. Ces contraintes vont peser sur leurs résultats, ils n'en veulent pas. L'an dernier, après que je l'ai sollicité sur un dossier similaire, il a pris l'avion jusqu'à Paris pour venir expliquer aux habituels réfractaires que certaines pratiques commerciales du passé devaient être éradiquées. Comme même mes blagues l'ennuient, je me jette à l'eau :

— Tu crois que la vice-présidente a dit la vérité sur le fait que la compagnie n'est pas à vendre ?

En guise de réponse, j'ai droit à un grand éclat de rire. Puis le big directeur médical expédie son trognon dans une poubelle et tourne les talons. En regardant disparaître l'arrière de son sac à dos dans l'embrasure de la porte, je me sens encore plus seul avec mes soucis d'éthique. Quelques mois plus tard, j'aurai le fin mot de l'histoire : cet homme n'a pas changé, il a choisi de se taire pour garder la même fonction dans le nouvel ensemble fusionné.

Car la fusion aura bien lieu. En bon obsessionnel, j'ai la manie des alertes Google. Comme je n'aime pas être informé après les autres ni rater un épisode, j'ai tapé le mot clé « fusion » et le nom de mon labo de manière à être prévenu du moindre frémissement de la toile. C'est une question élémentaire de survie. Le communiqué de presse de la boîte découvert par le moteur de recherche est formel : nous allons nous marier, ou plutôt être rachetés par un labo concurrent, le mastodonte américain du secteur. Grâce à la puissance de feu de Google, je suis le premier de l'étage du département médical à apprendre la nouvelle. Vite, il faut prévenir les autres. Je me précipite pour alerter mon voisin de bureau que j'entends répéter de plus en plus fort : « Ce n'est pas possible, ce n'est pas possible. » Je reconnais le cri de notre assistante depuis le bout du couloir. Un attroupement se forme sur la moquette. Un collaborateur tente de positiver :

— Les deux groupes sont rentables financièrement et il n'y aura peut-être pas de licenciements, ou alors très limités.

— Mais tu crois encore au père Noël, à ton âge ? réplique un autre.

— Vite, du Lexomil pour tout le monde ! blague un troisième collègue, qui ne fait rire personne.

Attiré par le vacarme, notre patron, le directeur médical France, passe une tête avant de se retrancher précipitamment devant son ordinateur. Le grand sourire commercial et crispé qu'il arbore prouve à lui seul qu'il était dans la confidence depuis quelques jours. Par contre, il ignore encore la date de son licenciement, qui interviendra en novembre 2010. Déjà, un site financier, donne le chiffre des économies à générer grâce aux compressions de personnel.

— Mais c'est la catastrophe, murmure quelqu'un.

Au bout d'un quart d'heure de chahut, tout le monde retourne en silence à ses activités.

Avant de partir, je tends un Kleenex à une collègue que je connais à peine. Salariée dans le labo que nous avons racheté l'an dernier, elle a échappé in extremis à un licenciement.

— C'est à peine terminé et voilà que ça recommence, gémit-elle.

Ce qui me permet, moi qui faisais partie des vainqueurs, d'entrevoir combien la précédente fusion a généré de souffrances chez les vaincus. Cette fois-ci, elle n'y coupera pas. L'intégralité de son service sera supprimée. La nouvelle vient à peine de tomber et personne n'est dupe : malgré notre meilleure santé financière et le portefeuille bien garni de médicament de notre promis, il y aura des licenciements. Dictés non par la réalité de nos performances industrielles, mais par la Bourse. Nous n'échapperons pas à la dure loi du capitalisme financier. Ce que nous n'avions pas deviné ce jour-là, c'est que trois ans et demi de galère commençaient. Une durée inédite pour un plan de licenciement. Une longue route qui finira de me déniaiser : en presque vingt ans dans le pharmaceutique, surtout durant les derniers mois, j'ai traversé des zones grises et vu jusqu'où un labo peut aller pour maintenir intacts ses profits en temps de crise. Mais je n'aurais pas cru possible que les protections sociales soient malmenées de la sorte par nos puissants maîtres avec la complicité du gouvernement. À Florange chez ArcelorMittal, pour Continental ou pour Peugeot, l'État a volé au secours des salariés. Pas chez nous…

En me réfugiant dans mon bureau ce jour-là, je soupèse pas mal d'arguments rationnels et je décide d'adopter une attitude prudente. Malgré le scandale du Vioxx, le mastodonte qui nous rachète a la réputation d'être une boîte solide. Avec pour devise une phrase maintes fois répétée par son fondateur : « La médecine est au service des hommes, non du profit. » On ne nous donne pas au premier venu, mais à une entreprise plus que centenaire qui, après une grave erreur de parcours (le Vioxx), a corrigé le tir et changé ses méthodes (la presse a relayé ces mesures structurelles correctrices). Personne n'est à l'abri d'un accident industriel. Mais, justement, ce crash a conduit des réformes. Moi qui connais les failles de la sécurité sanitaire européenne, je tiens le système américain pour l'un des plus sûrs du monde. Après avoir été passées au crible, les pratiques de Big Pharma ont été encadrées. Là-bas, toute tentative de corruption d'un fonctionnaire public, salarié de l'autorité sanitaire ou expert mandaté par cette dernière, peut déboucher sur une peine de prison.

L'autre raison de mon calme relatif durant les premiers mois, c'est l'expérience de la fusion qui s'achève tout juste avec le petit labo racheté en 2008, un nain comparé à notre entreprise. Bien sûr, il y a eu des licenciements et des fermetures de sites, mais la casse humaine a été assez limitée. Sauf pour les délégués médicaux, dont la profession est en première ligne depuis le début de la crise. Dans l'ensemble, ma fonction de cadre du siège m'a tenu à l'écart de ces drames individuels. De mon point de vue, le rachat d'une société spécialisée dans les traitements destinés aux femmes, un rayon que nous avions déserté, était une bonne chose pour l'avenir de la maison. Comme notre petite fiancée n'avait pas de service dédié aux affaires médicales, je n'avais pas à m'inquiéter pour mon poste. Mais je reconnais que mon point de vuc est sans doute biaisé. Si j'avais bossé pour le labo racheté, j'aurais vécu la fusion d'une tout autre manière, comme ma collègue aux yeux remplis de larmes. Voilà qui n'avait pas échappé à mon chef. Lui rabâchait en vieux renard :

— Il vaut mieux être du côté du manche que de la cognée.

Depuis l'annonce du mariage forcé, le temps s'est arrêté. Rien de surprenant : nous attendons la validation de la fusion par les autorités compétentes dans le monde entier. À l'automne, je croise dans un congrès mes futurs nouveaux collègues. Il s'agit de membres de leur maison mère dont la réorganisation est déjà bien avancée et de nos homologues de la filiale France. Mais pourquoi nous évitent-ils ? Nous sommes plusieurs à leur trouver le regard fuyant. J'apprends beaucoup plus tard qu'on leur a interdit de nous parler. Puisque l'heure n'est pas à la causette entre nouveaux amis, je me concentre, lors de la réunion de présentation entre les deux labos organisée en marge du congrès. Ça ne rigole pas : les objectifs sont martelés, les avantages des médicaments exagérés, les défauts laissés de côté. Malheur à ceux qui posent des questions dérangeantes. À un moment, un collègue allemand émet des doutes sur les résultats exposés à la tribune. Les chiffres ne collent pas du tout avec les informations qu'il a récoltées sur le terrain, notamment en discutant avec des leaders d'opinion médicaux.

— Il est de votre responsabilité de convaincre les médecins au moyen des argumentaires que la compagnie vous fournit, rabroue le speaker.

Plus personne ne se hasarde à élever la moindre objection.

Bientôt, le plan social se précise. La France paie un lourd tribut, avec une réduction de 15 % des effectifs soit environ mille emplois à la trappe. UNSA, FO, CGT... Trois syndicats entament une fronde contre la direction et ces licenciements boursiers. Pourquoi mettre des gens dehors alors que les deux labos se portent bien ? Les réunions se multiplient, mais le flou demeure. Il y est question d'économies en milliards de dollars et des bénéfices qui ne manqueront pas d'en découler. Impossible, cependant, de connaître le détail des postes supprimés. Du coup, l'angoisse monte en flèche. Qui va partir ? Qui sera sauvé ? La hiérarchie se fiche bien du retentissement de la fusion sur nos petites vies. Pour nous faire une idée de notre avenir, nous en sommes réduits à des supputations et à espionner ce qui se passe chez notre fiancé.

Leur département médical se réorganise à la mi-2010. Il y a un poste vacant à sa tête, auquel notre propre patron pourrait prétendre. Mauvais signe : un candidat est recruté en externe. Autre mauvais présage : il n'y a presque plus aucun trou dans le reste de l'organigramme. Quelles fonctions pouvons-nous espérer occuper si toutes les places sont déjà prises ?

À partir de la fin de l'année, les huiles de la nouvelle maison mère commencent à faire des incursions dans les Hauts-de-Seine. Que de nouvelles têtes ! Lors de ces visites, il apparaît clairement que nos patrons historiques ont disparu du paysage. La fusion a décapité les anciens de mon labo. Sur une vingtaine de personnes, seuls deux ont survécu à la noce. « Nous avons pris le pouvoir et ce sont nos méthodes qui prévalent ! » semble hurler le nouvel organigramme tronqué. En surface, ces nouveaux boss n'ont pas des méthodes de travail très différentes de celles que je connais. Ce qui me surprend, en revanche, c'est leur impatience. « Aller le plus vite possible pour faire un max de chiffre d'affaires. » Pourvu que ce ne soit pas la devise des successeurs du fondateur !

Une réponse partielle tombe en avril 2011. Toute la boîte est en ébullition : notre PDG va s'exprimer. Des faits, au bout de deux ans, enfin ! Comme on lave son linge sale en famille, la réunion se tient dans notre immeuble en verre de la Défense. Sans se démonter, cet homme bien élevé, un centralien qui a fait l'essentiel de sa carrière dans le labo, égrène la liste des différents services touchés. Logique, les commerciaux trinquent en premier. Mais personne n'est épargné, une usine située dans l'Oise et un centre de recherche auvergnat vont fermer. Au siège, trois départements sont concernés : la finance, l'information médicale et mon propre service, les affaires médicales. Des cris montent dans l'assistance d'un millier de personnes. Le PDG fait la sourde oreille. Et s'empresse de promettre de beaux cadeaux de départ sous la forme de confortables indemnités de licenciement. Il semble agacé par les obstacles juridiques soulevés par les syndicats. Trop ému ce jour-là par mon avenir professionnel qui se brouille, je n'ai pas retenu les mots exacts qu'il a prononcés. Voici ce qu'il a dit en substance, pour nous rassurer, ou plutôt pour se rassurer lui-même : cela a trop duré, il faut accélérer le processus, nous avons des appuis politiques. Des services entiers décimés, le soutien du gouvernement qui d'habitude adore revêtir la cape du justicier sauveur de salariés : je suis KO debout. Logiquement, les chasseurs de têtes qui m'appelaient régulièrement pour me demander si j'avais envie de changer de boîte ne donnent plus signe de vie. Personne ne viendra vous débaucher dans un contexte pareil. Un salarié stressé, l'épouvantail des recruteurs. Big Pharma aime les gagneurs. Pas le choix, il faut continuer à bosser. D'autant que les signaux inquiétants s'ajoutent aux annonces. Depuis le début de l'année 2011, notre département médical mène des projets conjointement avec nos homologues de l'autre labo. Mais rien d'officiel : entravée dans des recours soulevés par les syndicats, la fusion juridique n'a toujours pas eu lieu.

À la même période, une réunion en plus petit comité avec le PDG finit de me miner le moral. Nous sommes une vingtaine réunis dans la salle de réunion qui jouxte son bureau. Ce n'est pas à l'ordre du jour officiel, mais le boss veut nous faire passer la pilule des fermetures de sites et de services. Au cœur de son laïus, les sempiternelles excuses (« le marché est difficile ») et leur corollaire (« les centres pas assez productifs doivent être fermés »). À un moment donné, quelqu'un observe que toutes les décisions ne sont pas rationnelles d'un point de vue industriel. Des sites et des services rentables vont trépasser.

— Que ceux qui n'aiment pas le capitalisme sortent de la salle, tance le patron d'une voix blanche.

À quoi se raccrocher ? Comme ses concurrentes, la boîte a sombré dans une folie suicidaire. Sans les découvertes des chercheurs, il n'y aurait pas eu un boom de croissance après la Seconde Guerre mondiale. Une des causes de la multiplication des fusions dans notre secteur, c'est justement la panne sèche d'innovation. Les communiqués de presse triomphalistes fleurissent régulièrement, mais beaucoup sont mensongers. Pour s'en convaincre, il suffit de jeter un coup d'œil à la liste des médicaments indispensables établie par l'Organisation mondiale de la santé. Sur les 700 nouveaux traitements commercialisés par Big Pharma entre 2001 et 2011, 4 % seulement sont essentiels aux yeux de cette institution. Moins de molécules révolutionnaires, moins de dollars dans les caisses. Pas besoin d'avoir étudié l'économie à la fac pour savoir que les investissements de recherche nourrissent la croissance de long terme.

Sauf que le marché, avide de profits rapides, force les boîtes à sacrifier leurs budgets de recherche. C'est un fait, même si le contraire est claironné publiquement : tous les efforts portent sur la partie commerciale du circuit du médicament. Au temps du triomphe de la chimie industrielle, les cerveaux agiles testaient des molécules à la pelle sur leurs paillasses pour dégoter des perles rares capables de soigner. Des quantités de substances étaient brevetées dont on trouvait parfois l'utilité a posteriori. Aujourd'hui, nos centres de recherche sont devenus la cible des snipers de la finance. Mais il faut bien continuer d'alimenter la machine, alors les labos sous-traitent une grande partie de leurs activités de recherche. Ils achètent les droits de molécules jugées prometteuses à de petites start-up ou à des centres de recherche publics et semi-publics bien plus créatifs que nous. Le risque est moindre : le médicament a déjà été testé sur des animaux, parfois sur les premiers patients.

Notre branche recherche avait déjà fait les frais de la précédente fusion. Au cours de cette réunion, je repense à ce patron d'une équipe de scientifiques avec qui j'avais sympathisé. Une amitié improbable, car les centres de recherche poussent en général à l'écart du siège des labos. On exile loin des lieux de pouvoir ces idéalistes capables de se lever à l'aube pour retrouver leurs microscopes électroniques, leurs spectromètres de masse et leurs automates d'amplification de l'ADN ou de l'ARN. Je suivais avec intérêt les publications de ce type passionné qui rêvait de trouver un médicament contre les maladies neurologiques, Alzheimer en particulier. Son groupe était performant et motivé, mais pas d'Eurêka à l'horizon immédiat. Conseillés par des cabinets d'audit, nos patrons profitèrent de la fusion pour se débarrasser d'eux. Ces consultants à la main lourde sur les ciseaux et à la culture générale sommaire devaient ignorer la base de l'histoire de notre discipline : une expérience ratée peut déboucher sur une révolution thérapeutique, comme en témoigne l'invention de la pénicilline, le premier antibiotique efficace. Hors de question, pour eux, de patienter vingt ans pour une trouvaille géniale susceptible de générer de colossales royalties. Les chercheurs coûtent cher, pour une rentabilité aléatoire. Quand il comprit que ses travaux n'intéressaient plus personne, le scientifique en chef se suicida. Une entreprise ne porte pas seule la responsabilité d'un tel acte, qui découle d'un faisceau de causes où vie privée et déboires professionnels s'entremêlent. Cependant, tout le monde a convenu que l'épidémie de suicides chez France Télécom était le prix à payer pour la brutale réorganisation en cours. Pour moi, la mort de ce collègue apprécié symbolise celle du travail qu'il aimait tant et d'une époque. On ne fait plus guère de vraie science dans les labos pharmaceutiques.

Les problèmes volant en escadrille, plusieurs scandales médicamenteux viennent plomber ces mois difficiles. Avant de fusionner, mon labo et son futur partenaire ont entretenu un flirt poussé de plusieurs années qui a donné naissance à un bébé médicament. Commercialisé par les deux entreprises, le Vytorin (Inegy en Europe) est un mélange de deux de nos traitements anti-cholestérol, leur Zocor et notre Zetia. D'un point de vue marketing, c'est un coup de génie. Cela permet de booster notre médicament sorti en 2002 qui réduit l'absorption digestive du cholestérol. Et de riposter à la perte du brevet de Merck sur son best-seller, Zocor, qui fait des miracles pour prévenir les infarctus chez les malades cardiaques. Une façon de rester en pole position dans la grande bataille contre le cholestérol – et pour les profits – lancée par Big Pharma dans les années quatre-vingt-dix. Comme Philippe Even et Bernard Debré, qui ont mis la question sur la place publique en France, je pense que le lien systématique entre taux de cholestérol et problèmes de cœur a été largement exagéré, notamment à cause de l'abaissement du seuil de cholestérol considéré comme anormal. Cette exagération porte un nom : l'invention de maladie, la médicalisation de gens sains ou qui connaissent des problèmes bénins liés aux conséquences normales du vieillissement. Des tas de quadras, mis autoritairement sous chimie, gagneraient à faire un petit régime et de l'exercice physique. « Plus le taux de cholestérol est bas et plus longtemps vous vivrez » : cette maxime simpliste a perverti les esprits de beaucoup trop de docteurs dans les pays développés. La Sécu ne s'y est pas trompée : elle fustige régulièrement l'envolée des remboursements de ces médicaments anti-cholestérol, à commencer par les statines, indispensables aux vrais malades du cœur, mais dont la prescription massive mériterait débat.

Médicalement, notre molécule sous le signe du double Z (Zocor/Zetia) revient à faire du vieux avec du neuf. Sans que cela ait grand-chose de choquant : dans le secteur, on compte sur les doigts d'une main, chaque année, les vraies innovations médicales. L'essentiel des nouveaux traitements se compose en réalité de molécules relookées, légèrement modifiées par les concurrents, plus imitateurs que créateurs. Ou par l'industriel lui-même, qui s'autoparodie quand le brevet de son médicament vedette tombe, ouvrant la voie aux génériques. Très critique envers Big Pharma, le professeur de médecine Marcia Engel, ancienne rédactrice en chef de la revue *New England Journal of Medicine*, décrit l'industrie pharmaceutique comme un supermarché géant débordant de ces copies, des « *me-too* » (« moi aussi »), comme on les appelle avec ironie de l'autre côté de l'Atlantique.

Le bébé Vytorin débarque sur le marché américain en 2004 et en France à l'été 2005 sous le nom d'Inegy. Très vite, c'est un succès, notamment aux États-Unis. Les prescriptions de ce traitement bien plus cher que son parent le Zocor se chiffrent en centaines de millions de dollars. Pas étonnant, il fait baisser le cholestérol comme aucun autre avant lui ! Mais, en janvier 2008, douche froide. Le *New England Journal of Medicine*, la Bible américaine de la presse médicale, publie les résultats d'une étude scientifique catastrophique pour nous : au lieu de célébrer les bienfaits du Vytorin, ce travail démontre que son efficacité n'est pas supérieure à celle du Zocor. En clair, aucun bénéfice supplémentaire pour la santé, mais une perte d'argent pour les systèmes de santé !

Ces conclusions seront confirmées par une autre étude divulguée en novembre 2009. Quel malheur ! au moment où nos deux entreprises fusionnent, le fruit de leur collaboration, leur premier rejeton, tombe malade ! Charles E. Grassley, le sénateur américain qui a autopsié le scandale du Vioxx, reprend son bâton de pèlerin pour réclamer des explications à la FDA et au ministère de la Santé à Washington. Des cardiologues de renom entrent dans la bataille, eux aussi. Des patients commencent à porter plainte et les ventes dégringolent, tout comme le cours des actions des deux boîtes. Furieux, des actionnaires estimant avoir été trompés – ils avaient investi dans nos entreprises en partie à cause de la sortie de notre molécule miracle – attaquent en justice à leur tour. De colossales indemnités leur seront versées après transaction en 2013 : Merck, le nom du nouveau groupe post-fusion, a payé environ 688 millions de dollars aux investisseurs pour avoir négligé durant deux ans les mauvais résultats de cet essai clinique.

Chute des ventes, indemnités XXL… De ce côté-ci de l'Atlantique, personne ou presque n'a entendu parler des déboires du Vytorin. C'est la vieille histoire du nuage ukrainien de Tchernobyl mystérieusement volatilisé au-dessus de la France : alors que le Sénat américain passe notre molécule au crible, ses ventes progressent de 21 % en France entre 2008 et 2009, l'année même où le scandale est révélé ! Seuls Elena Pasca, sur son blog Pharmacritique, et la revue *Prescrire* avertissent leurs lecteurs des piètres performances et des possibles effets secondaires. Également sceptique, la Haute Autorité de santé, une des deux agences chargées du médicament, ne recommande pas ce traitement en première intention mais seulement en cas d'échec avec d'autres molécules. Pourquoi un tel silence dans l'Hexagone ? Peut-être la différence de nom de baptême entre (Vytorin/Inegy) explique-t-elle cette impasse. Autre raison : notre pays n'a encore jamais connu de gigantesque scandale suscité par la faible efficacité ou les effets secondaires. Pas encore…

Fin 2009, les nuages noirs s'amoncellent au-dessus de nos têtes. Je vois passer une alerte lancée par Irène Frachon. Cette pneumologue au CHU de Brest, hyperactive mère de quatre enfants, se bat pour faire interdire un vieux médicament du laboratoire français Servier. Selon elle, ce prétendu antidiabétique est en réalité un coupe-faim déguisé, très dangereux pour les valves du cœur. Mais son retrait du marché en catimini n'a en soi pas grand-chose d'inquiétant. Cela arrive.

L'année suivante, l'opiniâtre Bretonne publie chez le petit éditeur de sa région Dialogue.fr le récit de son combat contre la molécule de Servier[1]. Elle y raconte les pratiques du laboratoire pour maintenir son médicament dans les pharmacies et la frilosité des autorités de santé, qui refusent d'entendre son SOS. « Des gens se noient devant moi, personne ne les voit, sauf moi. Et cela fait trente ans », écrit-elle. Plus tard, elle précisera, dans une interview au site Rue 89 : « Je vois un problème systémique, qui a trait à la sociologie : on s'aperçoit que notre système sanitaire est incapable de protéger nos concitoyens de la violence prédatrice d'un laboratoire privé. » Vous imaginez à quel point ces mots font écho à mes doutes.

À peine parue, l'enquête du détective Frachon est retirée des librairies. Servier a flingué la carrière du livre en attaquant le sous-titre en justice. La question sur les décès est interdite. Il faudra réimprimer le bouquin. Mais la censure finira par se retourner contre l'industriel. Fin août, le député PS Gérard Bapt, cardiologue de formation et spécialiste des questions de santé à l'Assemblée, publie une tribune dans *Le Monde* malicieusement titrée : « Mediator, combien de morts ? » L'Agence du médicament se réveille enfin. Le 15 novembre, l'épidémiologiste Catherine Hill annonce que le Mediator a causé au moins cinq cents décès depuis le début de sa commercialisation. Coup de tonnerre médiatique et début du plus grand scandale médicamenteux qu'ait connu notre pays.

« Bon, c'est facile de dénoncer les effets secondaires d'un médicament, mais les responsables, ce sont les patients qui

1. Irène Frachon, *Mediator 150 mg : Combien de morts ?*, éditions Dialogues.fr, 2010.

voulaient maigrir. » « Les gens de mon entourage qui me disent que nous commercialisons des médicaments pourris, je leur réponds qu'ils n'auront qu'à se soigner avec des plantes le jour où ils auront un cancer. » « Bof, encore une tempête dans un verre d'eau antipharmaceutique, ça va passer. » Pas vraiment fans de l'autocritique, mes collègues cadres du siège, les bons petits soldats de Big Pharma ! En revanche, tous ceux qui en ont croqué reconnaissent que le médicament est pourri. Les commerciaux passés par Servier avant de rejoindre notre armée tombent des nues : « On ne nous avait jamais dit clairement que c'était dangereux pour les patients. »

Tout juste nommé au ministère de la Santé à la faveur d'un remaniement, Xavier Bertrand surprend en jouant la transparence. Des enquêtes pénales sont ouvertes pour tromperies et homicides involontaires. Un fonds d'indemnisation est créé pour les patients, invités à se rendre chez le cardiologue. L'Inspection générale des affaires sociales a les coudées franches pour faire la lumière sur le scandale. Impitoyables pour Servier et pour l'Agence du médicament, ses travaux laissent cependant dans l'ombre le rôle des politiques. Au final, le ministre affiche l'ambition de réformer tout le système du médicament.

Je sais de plusieurs sources internes que les dirigeants de mon labo suivent cette affaire de très près. Même si le Leem [1], le syndicat professionnel, vient d'exfiltrer le mouton noir Servier pour protéger l'image de ses autres membres, il faut prévenir d'éventuelles éclaboussures. La maison mère américaine est tenue au courant des moindres soubresauts du feuilleton franco-français. Toutes les réunions, y compris par vidéoconférence, consacrent un petit

1. Leem : les entreprises du médicament.

moment à ce sujet délicat. Un jour, mon chef me convoque pour me demander de relayer à mes collaborateurs, à l'oral, une consigne de la hiérarchie : interdiction formelle de se répandre sur le scandale à l'extérieur de l'entreprise. Si le dîner entre potes ou la réunion de famille tourne au débat sur « ces médicaments qui nous tuent », prière d'esquiver. À la veille des fêtes, un mémo diffusé par écrit à l'ensemble des salariés recommande la discrétion la plus absolue.

Les langues tenues en laisse à l'extérieur se déchaînent à la cantine. Au printemps 2011, les grandes lignes de la future loi Bertrand pour encadrer l'industrie pharmaceutique s'esquissent. Le ministre veut ouvrir grande la fenêtre sur nos pratiques ? Tant mieux, ai-je envie de crier. L'enthousiasme n'est pas unanime. La moitié des collègues espèrent que ce nouveau cadre légal ne sera pas une coquille vide. « S'il n'y a pas de sévères peines d'amendes et de prison pour les responsables des entreprises pharmaceutiques qui frauderont cette loi, elle n'aura aucun effet », note un jeune collaborateur. L'autre moitié s'enfonce dans son déni : « On ne va pas se laisser faire, le syndicat des entreprises du médicament va contre-attaquer. »

13

Panne de stylo

Courbevoie, siège du labo, 29 avril 2011. La fusion qui s'éternise, le tremblement de terre Mediator... Les temps sont troublés, et je le suis aussi. Ce matin-là, je décide de prendre mon courage à deux mains pour mettre sur la table de réunion un vilain secret de famille. Désastreux en termes d'image, et surtout potentiellement dangereux pour les patients. Le problème concerne un stylo injecteur en plastique qui sert à administrer un traitement contre l'hépatite C. Causée par un virus, cette maladie touche 240 000 personnes en France. Chaque année, ses complications les plus graves (cirrhose, cancer du foie) entraînent 3 500 décès. Comme je pilote ce dossier aux affaires médicales, un spécialiste réputé m'a alerté : notre instrument lui semble défectueux. Ce professeur du CHU de Nice a remarqué que, dans son service hospitalier, les malades soignés avec notre médicament guérissent deux fois moins bien que ceux traités avec le concurrent. Comment est-ce possible ? Les deux molécules sont équivalentes...

Le Niçois doute de la fiabilité de notre matériel : la bonne dose ne serait pas injectée, sans que cela soit visible. J'ai déjà eu l'occasion d'évoquer cette épineuse question lors de quelques tête-à-tête avec les collègues, mais, cette fois, je veux pousser ma hiérarchie à prendre ses responsabilités.

Pas le choix : conforté par des données statistiques béton, le professeur entend rendre publique sa fâcheuse découverte. Si le bug est avéré, il faudra prévenir les autorités de santé. Car un labo est tenu de leur faire remonter tout effet indésirable.

La réunion de crise que j'ai sollicitée rassemble cinq cadres dirigeants du labo : mon chef, qui dirige le département médical, la directrice des affaires réglementaires, le directeur de l'information médicale, le directeur des opérations cliniques et le directeur de l'assurance qualité.

Pas le choix, c'est à moi de prendre la parole en premier :

— J'ai un sujet peu glorieux à évoquer, je ne sais pas si c'est l'endroit, mais je pense qu'il faut que tout le monde soit un peu au courant.

— C'est quoi ? demande la directrice des affaires réglementaires, qui cumule cette fonction avec celle de pharmacienne en chef du labo. Elle occupe un poste clef, en lien constant avec les agences sanitaires et la maison mère. En cas de poursuite, c'est elle qui trinquerait la première.

— Donc, je résume à 100 à l'heure : le professeur…

— Surtout, ce qui est important, c'est qu'on aborde les circuits officiels, réclamation et déclaration aux autorités sanitaires.

— Oui, on en avait déjà discuté…

— Il faut que ça remonte, c'est important.

— Donc, ce professeur prétend que nos stylos ne délivrent pas la bonne dose. Il y a deux possibilités : soit c'est un problème de stylo, soit c'est un problème d'utilisation du stylo : les patients ne savent pas s'en servir, voire les infirmières qui participent à ça.

— Ça, je m'en fous, malheureusement. C'est très inquiétant.

— Oui, c'est ça le problème. Il a testé l'injection avec les stylos, plusieurs, et il en a deux ou trois qui n'ont pas injecté la bonne dose.

En avançant ainsi prudemment, ma collègue directrice des affaires réglementaires et moi savons très bien où nous voulons en venir. Il y a des années que des doutes ont surgi sur notre stylo injecteur. L'enquêteur en blouse blanche peut nous offrir une porte de sortie. Après de multiples SOS lancés dans le désert, nos interrogations ont désormais une chance d'être prises en compte. Les problèmes ont commencé en 2002. Cette année-là, la boîte innove en commercialisant un stylo pour injecter notre traitement à la seringue. Une injection par semaine au lieu de trois, l'idée est de simplifier la vie des patients. Mais, dès la sortie du nouveau matériel, des signaux d'alerte commencent à se multiplier. Les stylos se bloquent de façon régulière. Un Numéro Vert, mis en place pour les malades, est pris d'assaut. Les commerciaux signalent des dysfonctionnements presque chaque jour.

En tant que spécialiste des hépatites, je suis convoqué, à partir du premier mois de lancement, à un nombre incalculable de réunions de crise au niveau européen, et même international. Durant une de ces rencontres au siège dans le New Jersey, je sympathise avec un cadre dirigeant de la boîte. Ce type m'entraîne en catimini dans son bureau pour me montrer tout un tas de stylos expérimentaux susceptibles de remplacer le nôtre. Il me confie être payé à temps plein pour trouver une alternative à notre matériel poussif, fabriqué à bas coût dans une usine asiatique. À l'époque, le principal défaut identifié concerne une tendance au blocage du stylo – dans de rares cas, il est vrai. Gênant, mais sans danger, puisque ce dysfonctionnement, contrairement à celui mis au jour par le professeur niçois, saute aux yeux des malades. Malgré la ribambelle de gadgets dénichés en Asie par mon collègue Géo Trouvetou, le stylo n'est pas remplacé. Plus chers, les modèles plus sûrs auraient fait diminuer la rentabilité financière du médicament. Encore que… De temps à autre, la maison mère américaine annonce en interne le lancement d'un nouveau modèle. Mais rien ne bouge. Il faut continuer à assurer la promotion d'un mauvais outil que nous baptisons entre nous le « stylo pourri », et aussi poursuivre ces réunions qui ne déboucheront sur rien.

Pourquoi nos supérieurs les organisent-ils ? Certainement espèrent-ils, en faisant mine de gérer le problème, rassurer les actionnaires et éviter de trop décourager les salariés… Découragés, comment ne pas l'être ? Toute négligence dans le service après-vente compromet les profits à long terme. Cette règle commerciale de base se vérifie : les ventes du produit chutent partout dans le monde. Les blouses blanches et les patients, nos meilleurs VRP en cas de succès, se révèlent impitoyables en cas d'échec. Surtout non assumé. Au premier blocage, ils passent à la concurrence, qui commercialise une bonne vieille piqûre comme nous quelques années auparavant. Mais impossible, selon les dieux du marketing de la maison mère, de faire marche arrière. Un grand ponte, spécialiste reconnu de l'hépatite C, me confie un jour comment il choisit l'un ou l'autre produit :

— Je demande au malade s'il a déjà monté un meuble IKEA. S'il me répond non, ou bien s'il avoue avoir rencontré des problèmes au montage, je lui prescris le traitement de votre concurrent. Ton stylo, il est bien trop compliqué. Quelqu'un qui ne sait pas monter un meuble en kit sera incapable de s'en servir correctement. Il faut être cortiqué pour utiliser ton truc.

En argot de carabin, « cortiqué » signifie « intelligent », doté d'un cortex cérébral au top.

Malgré leur plongeon, les ventes atteignent encore, au milieu des années deux mille, presque 1 milliard de dollars chaque année dans le monde. Faute de remplacer le stylo défectueux, il faut imaginer une riposte. Et hop, une campagne de com' à destination des professionnels de santé fut montée en un temps record. Au cœur de ce projet, une idée simple : décoder le mode d'emploi du stylo. Nous rabâchons que l'objectif est de tranquilliser les malades, mais il s'agit en fait de rassurer les autorités sanitaires. En particulier le gendarme européen du médicament, qui nous a à l'œil.

Ne pas nier le problème mais en rejeter la faute sur quelqu'un d'autre. Cela vous rappelle peut-être quelque chose ? Dans le dossier Subutex, haro sur les ex-toxicos. Dans celui-ci, les infirmières sont désignées responsables – mais pas coupables. Quelle habileté ! Chaque fois qu'un médecin hospitalier prescrit notre traitement, elles ont pour mission d'en donner le mode d'emploi au patient. Une fois bien entraînés, les malades peuvent se faire les injections eux-mêmes. Si le stylo bloque, c'est peut-être que le tour de main doit être peaufiné. Pas de problème, le labo débloque des fonds pour mieux former les infirmières. Aux États-Unis, ce programme d'éducation thérapeutique prendra le nom de « *Be in charge* ». Épaulé par un comité scientifique, je mets près d'un an à concevoir sa version française, baptisée « *Avance* ». Un impératif fort peu sympathique… Avec le recul, je me fais l'effet d'un paysan frappant sur sa mule écroulée de fatigue. Pendant plusieurs années, des formations ont lieu dans les hôpitaux du pays. Au début, je vais moi-même faire un petit tour pour prendre le pouls des soignantes. Notre tentative de culpabilisation ne fait pas vraiment mouche, je dois endurer un bizutage en règle. Un jour, je suis pris à partie par une infirmière :

— C'est gentil de nous inviter, c'est sympathique pour papoter, mais entre nous, votre stylo, c'est de la m…

Ses collègues pouffent devant leurs cafés. Une autre plus âgée renchérit :

— Et encore, elle est polie, j'aurais été plus grossière.

Une troisième glisse :

— Ah, mais n'énervez pas le monsieur du labo, sinon on sera privées de la pause avec les cookies que j'ai vus en passant au rez-de-chaussée.

Il ne faut pas les prendre pour des imbéciles. Une discussion franche et ouverte finit de me convaincre que nos artifices ne les retourneront pas. Leur opinion sur les capacités du stylo maison est faite. En revanche, elles ne boudent pas les informations techniques également au programme de la formation.

Les années passent. Les stylos se bloquent régulièrement, les ventes dégringolent sans réaction de la hiérarchie. Je ne m'aventure plus guère dans les stages pour infirmières, bien content d'envoyer mes jeunes collaborateurs essuyer les moqueries de ces dames. Début 2010, une revue médicale de premier plan lâche une bombe : notre médicament est moins efficace que celui de notre concurrent. Du pain bénit pour les commerciaux du labo ennemi, qui, dès les jours suivants, entament une tournée des services hospitaliers pour nous faire de la mauvaise pub. Pourquoi existe-t-il une différence d'efficacité entre deux traitements semblables ? Personne ne songe à y réfléchir. Nous sommes trop occupés à organiser la riposte. Après quelques tentatives infructueuses, un professeur accepte de nous aider. Lors d'un congrès réunissant tous les spécialistes de sa discipline, il réhabilite notre produit. Au cœur de son argumentation, une étude parue dans une revue encore plus prestigieuse et affichant des taux de guérison similaires pour les deux médicaments. Aucun brouhaha dans la salle, le raisonnement fait mouche. Ah, si les chercheurs avaient su (et lu par eux-mêmes) que, dans l'étude positive, les injections de notre molécule avaient été faites à la seringue, et non avec le fameux stylo… Comment s'en seraient-ils rendu compte ? Cette information, pourtant primordiale, avait été omise dans la présentation.

C'est dire si je ne suis pas surpris quand ce professeur niçois réputé pour son sérieux me contacte l'année suivante. Au lieu de mettre la tête dans le sable comme nous, cet esprit indépendant a mené l'enquête, dans l'intérêt des patients. À la Défense, ce 29 avril 2011, la réunion de crise se poursuit. Ma collègue directrice des affaires réglementaires retrace toute une décennie de réclamations tombées au fond d'un puits d'inertie :

— C'est pour ça que je pense que c'est vraiment un problème de qualité, que j'insiste pour qu'on ait officiellement une remontée des réclamations. On a quand même un suivi à l'agence européenne du médicament – tous les trimestres à peu près – du nombre de réclamations stylos, puisque, depuis le début, c'est un sujet critique. On a failli avoir une demande, il y a quelques années, d'arrêt du produit à cause de la qualité des stylos. Le problème, c'est le fabricant du stylo. Quelle légèreté ! À force de traiter les réclamations, ils ont fini par s'habituer. Je voudrais être sûre qu'ils font des vraies investigations. Au niveau de leur site industriel, ils ont des moyens de vérifier les quantités d'injection.

— Quelle est la prochaine étape ?

— Je voudrais que vous fassiez remonter l'information de façon officielle, répond ma collègue.

— À qui ?

— Aux médecins, aux autorités chargées de la pharmacovigilance et au siège du labo aux États-Unis. C'est impératif, car le docteur qui lance l'alerte veut publier ses données dans une revue scientifique.

— C'est ça le truc, il veut faire une publication pour dire : voilà, il y a un problème avec le stylo qui n'injecte pas la bonne dose. Et en plus, il met en avant des conséquences médicales très graves pour les patients.

— J'ai déjà fait part de mes inquiétudes concernant ce stylo à la maison mère, mais là, je suis beaucoup plus inquiète.

— Oui, je sais…

— Ces stylos sont surprenants, il y a un taux de réclamations extraordinairement élevé. Cela fait des années qu'on nous promet qu'ils seront remplacés, ce qui n'a pas été le cas. Il n'est pas impossible qu'il y ait quelque part un dysfonctionnement d'un certain nombre de stylos de façon régulière. Je pense qu'il faut le traiter avec sérieux…

— Oui oui, bien sûr…

— Il faut faire remonter tout ça au global et avoir des questions-réponses. Il faut que le global bosse dessus.

Mon chef, le directeur médical de la boîte, vient interrompre notre long dialogue :

— Qui fait quoi après ?

— On fait une réclamation, un signalement en interne sur la défectuosité du médicament. On a déjà remonté un incident, mais pas documenté, parce qu'on ne savait pas de quels patients cela venait. Je ne sais pas qui gère ce dossier à la pharmacovigilance, mais il faut vérifier si d'autres cas n'ont pas été déclarés, martèle le directeur de l'information médicale.

— Concernant le problème à Nice, je n'ai pas pu avoir accès aux dossiers. On nous a juste donné le nombre de patients concernés, sans plus de précisions, dis-je.

Il a fallu qu'un professeur plus perspicace que ses pairs menace de divulguer le secret de notre famille pour que je me réveille. Comment ai-je pu travailler dix ans sur ce dossier sans être rongé par de terribles états d'âme ? La force de persuasion du groupe, la croyance naïve que la boîte est au service exclusif du patient et non du profit. Et la division du travail qui fait que chaque service entrevoit une partie seulement du problème et se rassure en pariant qu'à un autre étage des collègues font correctement leur boulot.

Les services chargés de faire remonter les alertes ont la culture du secret plus que celle du zèle. Chez nous, en tout cas, à la pharmacovigilance, c'était comme ça. Impossible de les aborder à la cantine ou de bavarder avec eux dans un séminaire. Les gars de cette équipe – un petit commando d'une dizaine de personnes composé en majorité de pharmaciens – vivent en cercle fermé. Ils boudent les fiestas du bout du monde et rechignent à divulguer des informations ultrasensibles aux autres personnels de la maison. Vous voulez connaître le nombre de morts causées par un médicament dont vous vous occupez ? Ou tout au moins disposer d'un ordre de grandeur des effets secondaires ? Hors de question. Secret absolu. Le patron du service raccroche son combiné avant que vous ayez eu le temps de faire une seconde tentative. Formulée par mail, la requête subit le même classement vertical. Direct à la corbeille. « Nous n'acceptons pas ce genre de demande », réplique la réponse automatique. Tout peut se débloquer en coulisse si le chef vous a à la bonne.

La loi oblige l'industriel à partager avec l'Agence du médicament tout problème de sécurité. En pratique, l'organisation du système conduit à de nombreux oublis de déclaration à l'Agence du médicament. Le seul moment où les collègues de la pharmacovigilance se lâchent, c'est pour asticoter les commerciaux : « C'est votre responsabilité de nous faire remonter les effets secondaires que vous signalent les médecins. » Chaque fois qu'un docteur mentionne un problème, le commercial lui propose de prendre en charge le signalement. « Je me charge de tout. Vous n'aurez plus qu'à répondre à quelques questions de notre service de pharmaco », répètent en boucle les visiteurs médicaux. Ils n'hésitent pas à battre la campagne jusqu'à trouver un fax et laisser une trace que la démarche a bien été faite. « J'ai rencontré le docteur Durand à Saint-Sulpice-Laurière, il vient de me signaler un effet indésirable concernant… » Dès qu'ils reçoivent le document, les gars de la pharmaco rappellent le praticien. En un quart d'heure de concentration, l'affaire est réglée pour le toubib qui aurait perdu une demi-journée s'il avait pris contact directement avec les centres régionaux de pharmacovigilance publics. Ou comment affaiblir le système d'alerte spontanée à l'autorité sanitaire.

Pour que le système fonctionne, il suffirait que la pharmaco du labo communique le résultat de son enquête à l'Agence du médicament. Avant le Mediator, ce n'était pas souvent le cas. Les pouvoirs publics se sont longtemps fait berner par des labos. Cette technique est si peu taboue dans le secteur que certains lui ont donné un nom. La mission secrète de la petite équipe de pharmaciens discrets consiste à « aveugler » l'autorité du médicament.

L'heure est grave en cette fin avril 2011. Il est rare qu'une discussion s'éternise autant. Je veux être certain que mes supérieurs sauront réagir si le professeur niçois expose ses doutes durant le prochain congrès mondial des spécialistes du foie.

— Il va faire une communication, c'est absolument certain.

— Tout ça ne m'inquiète pas, s'agace la pharmacienne en chef. Ce qui m'inquiète aujourd'hui, c'est que, légalement, on est en retard si on sait, si on a cette info depuis longtemps, et le global va nous le reprocher.

— Non, on n'a pas l'info depuis longtemps. On sait qu'il avait une suspicion et puis là, brutalement, on a été capable de faire l'analyse statistique qui montre qu'il y a une différence. Ça aurait pu être lié au hasard, mais ce n'est pas lié au hasard. On le sait depuis avant hier. Bon, ben, on sonne l'alerte, là. C'est parti.

Paroles tenues. Juste le temps de rassembler nos idées, de rédiger une bafouille en anglais, et le bug est signalé à la maison mère qui accuse réception. À la même période, un duo file à Nice rencontrer le Columbo en blouse blanche. L'homme présente les résultats troublants que nous connaissons déjà. À charge pour nous de prendre nos responsabilités. Mais, en relisant aujourd'hui le compte rendu de ce voyage, je réalise combien ces collègues avaient du mal à assumer, y compris dans nos mails internes, les défauts de notre produit. Plutôt qu'un mea culpa, leur récit met l'accent sur une incompréhensible histoire de molette et d'aiguille, sur de possibles mauvaises manipulations par l'équipe soignante, et propose de lancer une nouvelle session de formation pour les infirmières.

— La solution serait d'avoir un nouveau stylo ou d'utiliser des seringues, assène le professeur.

Au bout de quelques semaines de silence sur ma messagerie, je comprends que cette réunion ne débouchera sur rien. Mon chef reste coi lorsque je lui demande s'il a eu des nouvelles de l'usine ou des retours de sa propre hiérarchie. Aucune agence sanitaire n'est informée. Même défectueux et potentiellement dangereux pour les malades exposés à un risque accru de cancer et de cirrhose, l'outil défaillant garde sa place dans les rayons des pharmacies. Qui se soucie de la santé des patients ? Pas nous, et cela me gêne. Certains se demanderont pourquoi je n'ai pas donné l'alerte dix ans auparavant. Pourquoi je le fais aujourd'hui. La fusion a dû faire disparaître tout ce qui m'attachait à ce groupe, à cette collectivité humaine dans laquelle j'ai vécu des moments formidables. Mais, aussi, parce que mon labo a inondé le marché de formidables médicaments. Jusqu'à ce que l'éthique se heurte à la rentabilité financière, notre travail gardait du sens. Un mauvais produit, pour combien de bons ? Malgré ce maudit stylo coincé en travers de la gorge, des vies étaient sauvées.

S'il y eut encore des réunions de crise dans ce dossier, elles se firent sans moi. Durant l'été 2011, mon badge d'accès à la tour de verre me fut retiré. Moi qui avais bossé comme un dingue depuis le début de ma médecine, je rejoignais le camp des oisifs, des rêveurs, des jardiniers du mardi et des pêcheurs du jeudi. Malgré ce retrait sur lequel je reviendrai en détail, je reste en contact avec certains anciens collègues. *Libération* étale quasi chaque matin devant mon nez la radiographie du système Servier. Je piaffe. Le vieil arbre cache, sinon une forêt, du moins d'autres branches pourries. Je mets un journaliste du quotidien de gauche sur la piste du stylo. Après avoir longuement hésité, le professeur, aussi courageux que perspicace, accepte de livrer ses doutes dans une interview et l'affaire de famille éclate au grand jour. « Hépatite C : soupçon de mauvais traitement », accuse le titre. Le journal précise : « En février 2011, un professeur de médecine a alerté Merck sur les dysfonctionnements liés au stylo permettant d'injecter le ViraferonPeg. Une alerte laissée sans suite par le laboratoire. »

Interrogé par *Libération*, le fabricant a envoyé au journal sa version des faits par mail : «Les informations rapportées (…) sur la manipulation du stylo ViraferonPeg ont donné lieu à une analyse par la direction médicale de notre laboratoire. Comme pour tout incident de ce type, ces informations ont été rapportées aux autorités compétentes. Un contrôle de la vérification des lots de stylos fabriqués a également été mené et s'est révélé conforme aux spécifications attendues. Il nous est en effet indiqué qu'aucune non-conformité n'a été rapportée concernant les tests sur la fonctionnalité et la précision de la dose délivrée. Dans ces conditions, il n'est pas apparu que les difficultés rencontrées relevaient d'un problème lié au stylo lui-même.»

En étalant le dossier de *Libération* devant mes yeux, j'ai le sentiment du devoir accompli. Il fallait bien que quelqu'un finisse par lever le voile sur ce dysfonctionnement.

J'ai su par la bande que les représentants de la boîte avaient été convoqués dare-dare à l'Agence du médicament, le gendarme du secteur. Le résumé de la réunion figure sur le site Web de l'autorité sanitaire. On y trouve la confirmation de ce que m'ont raconté des collègues : le labo a admis avoir dissimulé 250 réclamations pour la seule année 2011 et promis de mettre sur le marché un modèle corrigé. Le document administratif ne précise pas si les dirigeants de l'agence se sont émus de ne trouver dans leurs archives qu'une vingtaine de réclamations en dix ans…

Une seconde réunion se tient dix jours plus tard à l'agence. Le ton change. À en croire le compte rendu, le stylo fonctionne bien quand il est bien utilisé, mais un petit nombre de patients font des erreurs de manipulation… La faute sur les malades, vieille technique d'enfumage en règle. Et la solution est ? Une meilleure éducation de ces maladroits au foie fragile ! Le labo promet de mettre le paquet sur l'éducation thérapeutique, l'agence ferme les yeux. Plus aucune mention des cas de blocage dissimulés à la pharmacovigilance publique. Je rêve ?

Notre argumentaire reproduit quasi mot à mot sur le site de l'institution... Pour une fois, je n'ai aucune preuve, que des soupçons fondés sur l'expérience. Peut-être que je me trompe, mais un lobbying intense, quelques déjeuners et une série de coups de fil ont pu contribuer à circonscrire momentanément l'incendie. Du moins à court terme, car, plus tard, la vigilance du professeur niçois a porté ses fruits. Depuis septembre 2013, un nouveau stylo plus facile d'utilisation est venu se substituer au matériel défaillant.

14

La surpression

« Tout collaborateur ou tiers qui soulève une question de pratique professionnelle sera protégé contre les représailles. » Cette phrase figure en préambule du Code de conduite, la charte de déontologie de la multinationale qui nous absorbe. Combien de fois l'ai-je retournée dans ma tête ? Combien de fois ai-je eu envie d'appeler le bureau d'éthique maison pour dénoncer les pratiques inadmissibles qu'on me demandait de couvrir ? Combien de fois ai-je maudit le sort qui m'avait fait travailler sur un des médicaments les plus prometteurs du moment, en plein milieu d'un processus de fusion complexe ?

Les boîtes américaines sont en avance sur les nôtres. La loi leur impose de se doter de structures internes pour prévenir la corruption. Chaque filiale abrite des salariés responsables de ce genre de dossiers épineux. Je doute qu'ils soient débordés. En tout cas, personne de ma connaissance n'a jamais osé composer le Numéro Vert pour se plaindre d'avoir reçu un ordre illégal de son manager. Trop peur de voir la dénonciation anonyme remonter jusqu'à celui qu'elle vise. La charte éthique avertit en effet, dans une sorte d'injonction paradoxale : « L'entreprise se réserve de sanctionner quiconque émet sciemment de fausses accusations, fournit des informations erronées à l'entreprise ou se comporte de façon déplacée. »

En commençant ce récit, j'ai raconté la réunion de décembre 2010 qui a précipité mon départ. Ce jour-là, au lieu de rectifier le tir, j'ai vu couvrir le paiement par la boîte d'un expert de l'Agence du médicament chargé d'examiner notre nouveau produit. Si tous les liens financiers avec les industriels ne sont pas proscrits, la loi impose aux docteurs de les signaler à l'institution. Payer un expert en cachette, cela s'apparente pour moi à de la corruption. Sans être juriste, j'ai eu, ces derniers mois, le temps de me plonger dans le Code pénal. Après lecture approfondie, un magistrat pourrait considérer qu'il s'agit d'une prise illégale d'intérêt. L'article 432-12 du texte définit ce délit ainsi : « Le fait, par une personne dépositaire de l'autorité publique ou chargée d'une mission de service public ou par une personne investie d'un mandat électif public, de prendre, recevoir ou conserver, directement ou indirectement, un intérêt quelconque dans une entreprise ou dans une opération dont elle a, au moment de l'acte, en tout ou partie, la charge d'assurer la surveillance, l'administration, la liquidation ou le paiement. »

À partir de 2010, et surtout en 2011, alors que je me débats pour résoudre les déboires du stylo défectueux, je dois gérer un autre dossier, encore plus épineux. Je me retrouve embarqué malgré moi dans un engrenage risqué sur fond d'énormes conflits d'intérêt.

Tout lancement d'un nouveau médicament se prépare des mois à l'avance par un travail d'influence discret, méthodique et répété. Dès le début 2010, notre plan de bataille était prêt. À ce moment-là, la maison mère, bien plus à cran que d'habitude à cause de la fusion, réclame par téléphone la liste des médecins qui peuvent nous aider dans cette opération :

— Sur quel mec on peut compter à la vie à la mort ? Nous voulons le mec qui sera désigné comme expert par les autorités européennes ! Faites ce que vous voulez, montez un groupe de réflexion avec ces docteurs, faites-leur croire qu'ils nous aident à élaborer notre stratégie.

Les études cliniques ont beau ne pas encore être tout à fait achevées, il faut bousculer le calendrier afin que notre produit coiffe son concurrent sur la ligne de départ. Seule solution : arracher aux autorités sanitaires un sésame provisoire avant d'obtenir une autorisation de mise sur le marché en bonne et due forme. Les conditions de délivrance de ce genre de dérogation sont strictes : prise en charge d'une maladie grave pour laquelle il n'existe pas de traitement ; nombreux indices suggérant que le produit est efficace et sûr.

Avant de faire la demande officielle, mieux vaut prendre le pouls des fonctionnaires de l'Agence du médicament. Bingo, ils acceptent de recevoir une petite délégation du labo le 12 avril 2010 à leur siège de Saint-Denis, dans la banlieue nord de Paris. Bingo, car la moitié du chemin est déjà parcourue. Dans mon secteur, cette structure a la réputation d'être une vraie passoire infiltrée par les industriels et qui ferme les yeux sur les liens de ses experts avec les labos. Sans parler du faible niveau de compétences scientifiques de certains salariés. Cela a le don de nous faire tourner en bourrique quand il faut réexpliquer quinze fois un mécanisme simplissime, mais nous en tirons un avantage non négligeable : nombreux sont ces fonctionnaires incapables de deviner les petites manipulations des études et des chiffres. Il faudra le drame du Mediator, la réforme initiée par Xavier Bertrand et la nomination d'un nouveau directeur pour que les pratiques évoluent.

Officiellement, le labo veut présenter sa molécule révolutionnaire contre l'hépatite C. En bloquant la production de virus dans le foie, le nouveau médicament vient pallier les limites des traitements standards. Ces derniers, en effet, marchent moins bien – ou pas du tout – chez une certaine catégorie de malades. Le produit ne remplacera pas les médicaments existants, mais il les complétera dans le cadre d'une trithérapie. En quelques mois, les patients sont totalement guéris. Débarrassés à vie du virus.

Après avoir présenté de bons résultats, notre équipe lance quelques perches dans le camp d'en face. L'agence nous pense-t-elle capable d'obtenir le graal : un feu vert pour envahir le marché européen ? Notre dossier est-il assez solide ? Est-ce que le gendarme du médicament français aimerait s'occuper lui-même de notre demande ? Aujourd'hui, si la plupart des tickets d'entrée en Europe sont délivrés à l'échelle du continent, les États membres n'ont pas perdu tout pouvoir. Deux pays planchent sur chaque dossier. Ce sont leurs travaux qui orientent la décision finale. L'industriel cherche à peser sur le choix du pays désigné pour maximiser ses chances de succès. Nous sommes venus leur mettre un marché en main : nous les aidons à prendre le rôle de leader dans cette mission stratégique. En échange, nous obtenons un passe-droit temporaire avant l'autorisation définitive.

D'un côté, des fonctionnaires et des experts médecins hospitaliers ; de l'autre, des cadres importants du labo. Deux camps aux intérêts distincts qui se rejoignent pour traiter une priorité de santé publique. Si l'on s'en tient aux fonctions officielles des uns et des autres, ce résumé est tout à fait exact. En réalité, cette réunion cache un jeu de dupes. L'un des participants, un expert externe de l'agence spécialiste des hépatites à l'hôpital public, est un quasi collègue. Je le reçois dans mon bureau pour des séances de travail, je l'ai plusieurs fois par an au téléphone. Ce n'est pas un leader d'opinion ni une superstar de sa discipline, mais un professionnel prometteur qui compte sur nous pour faire avancer sa carrière. Le labo le paie pour participer à des études cliniques, mais aussi pour assister à des réunions au sommet, les fameux *boards*, pour prendre la parole dans de très nombreux congrès ou manifestations scientifiques, pour assurer la formation continue de nos médecins régionaux. Notre collaboration est tellement étroite que le bon docteur a signé avec nous un contrat de consultant. Rien qu'en 2010, nous allons lui verser 35 450 euros à titre personnel. Toutes ces activités n'ont rien de répréhensible, malgré le montant élevé des gratifications, à condition que la déclaration de ses liens d'intérêt avec nous soit complétée. Mais, en ce printemps 2010, la liste de ses amis des labos, publiée sur le site Internet de l'agence, omet de préciser le flirt poussé entretenu avec nous. La déclaration officielle datée du 14 septembre 2010, alors accessible en ligne sur le site Internet de l'agence comme celle des autres experts, est elle aussi incomplète. Une mission ponctuelle à notre côté y figure bien, mais elle date de 2007 ! Ses collègues de l'agence ignorent donc, ce jour-là et les mois suivants, qu'il travaille main dans la main avec nous.

L'affaire est rondement menée. Quelques jours après ce rendez-vous, l'agent double en blouse blanche se voit bombardé expert pour examiner notre demande temporaire. Et la décision est… ? Positive ! Fin 2010, le labo signe un accord de collaboration provisoire avec l'agence. Et, début janvier, un premier hôpital passe commande. Sans surprise, il s'agit de l'établissement parisien dans lequel exerce notre fidèle camarade ! Bientôt, les premiers malades reçoivent le nouveau médicament : 8 000 euros le traitement pour environ 1 400 patients éligibles, un bon début de carrière pour le médicament ! La France est un pays de cocagne pour l'industrie pharmaceutique : chez nos voisins, l'autorité de santé fixe elle-même le prix du médicament autorisé temporairement ou impose au fabricant de le fournir gratuitement. Chez nous, c'est l'industriel qui décide du montant remboursé par la Sécu !

Une opération juteuse, mais risquée. Je commence à m'inquiéter en septembre 2010. À l'époque, une collègue me prévient par mail que le nom de notre agent double figure sur une liste noire de cas limites. En novembre, la directrice juridique s'alarme à son tour. Le directeur de la cellule éthique appelle son homologue de l'Agence du médicament. Celui-ci lui confirme que la déclaration de collaboration vient seulement d'être mise à jour par l'expert-consultant. C'était donc un oubli ? Un simple retard ? L'inquiétude de ces deux responsables provoquera la fameuse réunion dans le bureau du PDG.

Soutenu par le boss, l'expert fait prospérer sa petite entreprise sur le dos de notre médicament. Congrès à Miami ou à Berlin, animation de séminaire devant des médecins… Durant toute l'année 2011, le labo continuera d'arroser notre collaborateur discret – ou distrait – qui, entre-temps, a démissionné de l'agence. Au total, près de 22 000 euros devront lui être versés.

Clou du spectacle un samedi matin de début avril. Le spécialiste doit délivrer un petit speech à ses confrères. Sa prestation n'a rien d'improvisé : mi-mars, le contenu en est débattu avec l'une des boss de la maison mère aux États-Unis. Cette présentation contient des infos confidentielles transmises par la boîte et auxquelles n'ont même pas accès les autorités sanitaires qui examinent notre requête d'accès au marché européen. Qu'importe : le but est de convaincre les spécialistes du foie de prescrire notre médicament plutôt que le concurrent, également dans les starting-blocks. Mon boss n'a pas dû, comme moi, s'abîmer les yeux sur la charte éthique. En effet, après quelques principes de base, celle-ci se présente sous la forme d'une salve de questions/réponses censées synthétiser les dilemmes éthiques les plus fréquents.

Question : Pouvons-nous prendre en charge les frais de participation à une réunion d'un médecin impliqué dans la procédure d'autorisation de nouveaux médicaments ?

Réponse : La législation et les dispositions qui régissent ces activités sont complexes et varient en fonction d'un certain nombre de facteurs, notamment :

— Le médecin est-il un fonctionnaire de l'État ?

— Le médecin fait-il partie des décideurs dans la procédure d'enregistrement ?

— L'enregistrement d'un médicament est-il en cours ou prévu ?

— Y a-t-il une perception d'influence inappropriée ?

Généralement, la réponse sera négative, mais il peut exister des situations exceptionnelles. Si vous pensez que les circonstances justifient une exception, consultez votre manager.

En ce début 2011, je navigue entre espoir et écœurement. Dans les moments d'euphorie, je me dis que c'est une chance extraordinaire de biberonner un produit qui va sauver la peau de tas de gens. Je suis le leader médical pour la France d'une opération passionnante ! Une véritable innovation scientifique avec plus de 1 milliard de dollars à la clef ! Ce n'est pas un hasard si les nouveaux maîtres du labo multiplient les descentes depuis le New Jersey. Motivé, je fais la tournée des gros leaders d'opinion dans les CHU, nos clients potentiels, pour leur faire l'article. J'envoie mes collaborateurs discuter avec d'autres spécialistes moins en vue et faire des présentations dans les services d'hépatologie et de maladies infectieuses. Comme la molécule n'a pas encore obtenu une autorisation de mise sur le marché, il est interdit d'en faire la pub auprès des médecins, mais nous feintons. Thème officiel de ces briefings : l'actualité de l'hépatite C ou les progrès dans la prise en charge de la cirrhose. Rien n'empêche, à la fin du diaporama, de glisser un petit laïus sur les produits en cours de développement. Le meilleur d'entre les deux attendus ces prochains mois ? Le nôtre, bien sûr ! Si ce n'est pour sauver les vies de patients en grand danger, pourquoi aurait-on décroché un sésame temporaire ?

Mon job consiste aussi à étouffer les critiques. Une réunion scientifique payée par mon labo réunit juste après les fêtes quelques pontes dans un château de la région parisienne. Un professeur que j'aime bien, spécialiste réputé qui n'a pas la langue dans sa poche, me soumet le topo qu'il veut faire à ses collègues. Il est tenu de me montrer sa présentation, car l'industriel est légalement responsable des informations données par les médecins qui collaborent avec lui. Un rapide coup d'œil me suffit pour comprendre que ça ne va pas être possible. Le spécialiste évoque les effets secondaires de notre nouveau traitement, à commencer par le plus grave pour les patients, l'anémie.

— Mon vieux, tu ne peux pas dire ça ! Sur le plan scientifique, bien sûr, tu as raison, mais tu sais comment est ma boîte, les gens sont tatillons, sur les charbons ardents en attendant l'autorisation de mise sur le marché. Tu me rendrais service en modifiant un peu ton truc.

— OK, je vais modifier ça. Tu sais pas ce qu'il m'est arrivé l'autre jour avec ma moto ? Tu vas pas y croire…

C'est plié. J'obtiens gain de cause avec un seul coup de téléphone mi-amical, mi-implorant. Ce type a simplement décidé de me rendre service. Il n'a personnellement rien à y gagner, mais je crois qu'il m'aime bien lui aussi. Moi, c'est un des rares pour qui j'ai une sympathie extra-professionnelle. On partage la passion des deux-roues et du karaoké. Tous les deux au micro, un peu éméchés, à Naples… Cela crée forcément des liens…

La requête vient de très haut : « Envoyez-nous sous quinzaine le nom des leaders d'opinion à impliquer dans le lancement du médicament. » Comme le plan de lancement en France se chiffre en millions d'euros, il y a largement de quoi planifier une douzaine d'études scientifiques postcommercialisation sur mesure à confier à ces médecins stars. Chacun devrait explorer une petite partie du vrai-faux sujet de recherche en observant les effets du médicament révolutionnaire. Encore aujourd'hui, j'ignore si ces types au CV long comme le bras et aux cerveaux carrossés comme des Ferrari étaient réellement flattés par ma demande ou s'ils songeaient seulement à dégoter une publication supplémentaire dans une prestigieuse revue scientifique. Seulement, en faisant la somme des malades impliqués, je me rends compte que la quasi-totalité des patients potentiels risquent de se retrouver dans nos filets. La patronne du service juridique me pousse à donner un grand coup de frein. Une telle position hégémonique soulève des problèmes légaux. Au final, après mon départ, ces projets flirtant avec l'illégalité sont tombés à l'eau.

Les jours de désespoir, je potasse le Code de déontologie. Un autre paragraphe concerne justement mon travail du moment :

Question : je pense que je pourrais réussir à convaincre un médecin, qui est un médecin clef, de prescrire l'un de nos médicaments au lieu du médicament concurrent si je l'encourageais à mener une étude d'observation pour lui faire connaître notre médicament. S'agit-il d'une pratique acceptable ?

Réponse : Non. Les études d'observation impliquant des médicaments ne doivent pas être utilisées pour convaincre les médecins de prescrire un médicament de notre labo plutôt qu'un médicament concurrent...

N'est-ce pas exactement l'enjeu de la campagne de lancement du nouveau médicament que je suis en train de finaliser ? Faites ce que je dis, mais pas ce que je fais...

Cette hypocrisie me saute aux yeux cet hiver-là lors d'un déplacement à Londres. Avec d'autres collègues européens issus des départements médicaux et marketing, nous avons été conviés à un « *war game* », c'est-à-dire à un jeu de guerre pour préparer le lancement du produit. Tous les PDG des filiales sont de la partie. Comme les chefs d'états-majors militaires simulent des batailles, nos chefs peaufinent leurs outils stratégiques lors de ces parodies d'affrontement. Ou comment faire un bourrage de crâne géant à tous les cadres qui iront ensuite évangéliser les commerciaux qui eux-mêmes se chargeront de convaincre les médecins, nos clients. En réalité, seuls les big boss ont le droit de retourner en enfance. Nous nous contentons de les regarder jouer à la guerre des boutons.

Plusieurs équipes sont constituées. La moitié prépare des arguments pour défendre notre nouveau médicament. L'autre endosse le costume du concurrent. Voilà les directeurs marketing et médicaux rassemblés autour d'une table. Ils ont une demi-heure pour encenser leur produit et flinguer celui du voisin. Dans la salle, nous rigolons de les entendre chuchoter tout en lançant un regard mauvais au camp d'en face. Ensuite, le tournoi commence. Le directeur médical espagnol monte le premier sur le ring pour vanter les mérites de notre molécule. Trapu, musclé, il a la carrure pour le job.

— Notre produit est le meilleur parce qu'il crée le moins d'effets secondaires cutanés, lance-t-il en anglais.

Bien visé : le cadre d'un pays nordique qui doit lui répondre ne manquera pas d'être déstabilisé d'entrée. Les effets secondaires sur la peau constituent justement le talon d'Achille de son produit.

— Oui, c'est vrai, mais cet effet est très rare et nos clients sont formés à en dépister les signes avant-coureurs afin d'éviter tout problème grave.

Pas mal répondu ! Il balaie l'assistance du regard avant de lâcher :

— Je crois que ce n'est pas la même chose pour Victrelis, avec plus de la moitié des malades qui ont une anémie sévère.

Comment, il a osé évoquer le point faible de notre médicament devant toutes les huiles de la maison mère ? Un « Ohhhh... » de réprobation s'élève de la salle. L'Espagnol ne se démonte pas.

— Oui, mais nous avons la possibilité de prescrire de l'EPO pour lutter contre l'anémie et les études démontrent que les malades vont jusqu'au bout du traitement avec le maximum de chances de guérir.

Cette fois, un immense « Olé... » monte de la salle.

— Parlons de l'efficacité, justement. Notre médicament n'est prescrit que pendant trois mois pour une efficacité comparable au vôtre, dont l'administration ne doit pas être interrompue pendant six mois au minimum, parfois douze mois. Où est le bénéfice ? Le vôtre est bien plus cher !

Moue de dédain absolu du Nordique, tout entier pris au jeu, qui épouse la philosophie de notre concurrent. Un des Italiens attablés derrière moi lance un « Tue-le ! » à l'intention de l'Espagnol qui, l'entendant, part d'un fou rire communicatif. En deux secondes, tout le monde se bidonne. « *Kill him, kill him, kill him*[1] », scande le public

1. « Tue-le, tue-le ».

jusqu'à ce qu'un dirigeant de la maison mère nous fasse signe de la fermer. L'Espagnol est un acteur-né. Il fait mine d'essuyer une tache imaginaire sur la manche de sa veste de costard avant de lancer d'un ton péremptoire :

— Notre médicament est le meilleur, car, en adaptant la dose au cours du traitement, on minimise les effets secondaires. C'est un traitement intelligent, c'est ce que veulent les médecins et les malades.

Un tonnerre d'applaudissements monte maintenant de la salle.

La vérité sort de la bouche des enfants joueurs : notre remède miracle a un gros défaut. Il cause une anémie sévère qui peut compliquer son parcours d'obstacles administratifs. En novembre, une demande pour accéder au marché européen est déposée. A priori, pas trop de raisons de s'inquiéter. Comme prévu, l'agence française a été chargée de rédiger le rapport sur notre molécule. À qui confier le boulot ? Les grands spécialistes ne se battent pas pour jouer le rôle d'experts dans ce genre de mission où il y a beaucoup de coups à prendre et pas grand-chose à gagner : des nuits blanches à éplucher les centaines de pages, un boulot titanesque avec beaucoup de paperasse pour environ 500 euros ! Une somme ridicule alors que l'avenir de milliers de patients à travers l'Europe est en jeu. L'autre raison de la désaffection des spécialistes, c'est la nécessité de s'abstenir de lien financier avec le labo demandeur. Or, quasi tous les leaders d'opinion bossent pour l'industrie. Tous ne sont pas payés personnellement, mais beaucoup récoltent des sommes rondelettes qui servent à rémunérer leurs jeunes chercheurs en CDD, à acheter du matériel ou à financer des projets de recherche. C'est de la realpolitik capitaliste de base : travailler pour une agence officielle rapporte des tonnes d'emmerdes. Voilà pourquoi la majorité des pontes préfèrent désormais l'argent des labos aux honneurs !

L'autorité sanitaire finit quand même par trouver la perle rare. Un professeur dans une grande ville de province. Il participe à une de nos études pour laquelle son service est rémunéré sous la forme de don de médicaments, mais ce n'est pas une entorse grave à la déontologie. Le feu vert est donné. Le spécialiste du foie entame son rapport, attendu pour la fin mars 2011. Un de ses homologues accomplit la même mission aux Pays-Bas, autre pays chargé d'examiner notre dossier.

Mince, ça recommence. Qu'est-ce que j'apprends ? Il faut verser de l'argent au professeur qui est en train d'évaluer le médicament ? 13 880 euros exactement, en règlement d'une étude clinique qu'il a menée sur… notre médicament. Comme l'imposent les règles éthiques en vigueur chez nous, il lui a été demandé de remplir un formulaire anticorruption. C'est ce document qui nous a alertés. Le spécialiste a coché toutes les cases sans lever un cil : « Oui », il est expert pour l'Agence européenne du médicament. « Oui », il est impliqué dans un dossier concernant un produit de notre groupe. Cette fois, je dois prendre mes responsabilités. Pas envie de cautionner un conflit d'intérêts en validant le paiement au beau milieu de la requête devant l'Europe. Pas envie de risquer d'éventuelles poursuites pénales. Après tout, la charte de déontologie interdit ce genre de pratique. Quand la maison mère demande des explications, je motive mon refus tout en esquissant des portes de sortie honnêtes : proposer au médecin de verser l'argent à une association caritative, à la société savante sur le foie dont il est membre, etc. Mes propositions font flop et je sors du circuit. Je suis en train de devenir un gêneur. Le chef de la cellule éthique m'informe d'une erreur informatique, et le paiement est validé.

Quelques semaines plus tard, rebelote. Il faudra verser 2 000 euros supplémentaires au même médecin. Le ponte doit animer une réunion destinée aux médecins de sa région. La boîte s'arrange pour le gratifier d'un autre petit cadeau dont j'ignore le montant exact. Tout simplement parce qu'il lui est fait via une agence de communication. Cette société prestataire s'est notamment occupée de réaliser un compte rendu sur papier glacé des principales avancées médicales annoncées au congrès européen des spécialistes du foie à Berlin fin mars, début avril. Parmi les rédacteurs de la plaquette, des spécialistes divers, dont... notre professeur, pas très au point sur la notion de conflit d'intérêts... En pleine instruction de notre dossier, il ne trouve rien de mieux que d'apposer sa signature sur un document portant notre griffe en toutes lettres !

Là, je frôle l'overdose. Où que je porte le regard, des liens obscurs, des relations ambiguës. Nouvelle alerte de l'outil informatique : un autre leader d'opinion avec lequel nous avons une collaboration fait partie du pool d'experts de l'autorité sanitaire américaine. Moi qui croyais que le gendarme yankee n'avait pas son pareil pour débusquer les conflits d'intérêts ! Le médecin vient de toucher de l'argent pour sa participation à une étude clinique et à une opération de communication. Autour de moi, personne ne moufte. Seule compte la bonne nouvelle : notre médicament vient d'être approuvé aux États-Unis ! À nous le gigantesque marché américain. À l'exception de ma pomme et des méchantes enzymes neutralisées par la molécule, tout le monde a le cœur à la fête : pour la première fois depuis dix ans, un nouveau remède contre l'hépatite C est disponible.

Alors que nous sommes aussi en passe d'obtenir le feu vert européen, il faut commencer à travailler au corps la Haute Autorité de santé (HAS). Avec l'Agence du médicament, c'est l'autre organisme officiel qui décide du destin d'un produit. L'enjeu commercial est énorme : de son appréciation découlent le prix du médicament et le taux de remboursement par la Sécu. Même si son indépendance a été critiquée, cette jeune institution cherche, plus que sa grande sœur, à dépister les conflits d'intérêts. Fin juin 2011, premier rendez-vous en banlieue nord. Les cadres de cette maison sont atteints du même virus que moi : ils tremblent à l'idée de désigner comme experts des médecins ayant travaillé avec nous. Le scandale du Mediator a réveillé les consciences.

Trois jours plus tard, je retrouve mon chef et quelques collègues du département médical pour leur raconter la réunion. Un échange déjà publié par le journal *Libération* en novembre 2011.

— J'ai été surpris par un truc. Les responsables m'ont dit : « Envoyez-nous la liste de tous les gens avec lesquels vous avez travaillé de façon à ne pas mandater des personnes qui ont des conflits d'intérêts avec vous. » D'habitude, ils ne demandent jamais des trucs comme ça.

— Ils veulent les études aussi ? interroge le directeur des opérations cliniques.

— Ben, tout. Les conflits d'intérêts.

— Si on considère une étude clinique, est-ce que c'est un conflit d'intérêts ou pas ?

— À partir du moment où tu payes un expert. À partir du moment où tu as payé. Ni conflit d'intérêts ni circulation d'argent, quel que soit le…

— Non, parce qu'on prend, théoriquement, en étude clinique des personnes qui connaissent.

— Le problème, c'est qu'ils vont avoir du mal à trouver des gens valables, remarque non sans bon sens le directeur des opérations cliniques.

— À la limite, c'est leur problème, pas le nôtre. Mais cette liste, il faut qu'on la fasse.

— Il faudrait penser à verser de l'argent à tous ceux qui sont critiques envers nous !

— Il faut surtout éviter d'impliquer les gens dont on sait qu'ils sont positifs.

— Mais là, c'est trop tard.

— C'est trop tard. On verra la prochaine fois ! Cette réunion nous a quand même appris une chose importante.

— Il y a des mecs qui ne nous aiment pas, il faut aller les voir avec une valise de biftons et leur dire : « Écoutez, on va signer un petit contrat tous les deux. » Il y en a qui vont voir l'argent arriver, ils ne vont rien comprendre.

— Neutralisés.

Comme j'aimerais bien être certain que mon chef blague quand il évoque les billets… Cette conversation surréaliste démontre combien l'exigence de transparence a du mal à passer. Habitude a été prise d'enfumer les autorités de santé. Mais le lancement de notre nouveau médicament frôle la démesure. En coulisse, plusieurs médecins ont influencé les autorités sanitaires comme leurs pairs en blouse blanche. Durant toute ma carrière, jamais je n'avais été le témoin de telles liaisons dangereuses entre des toubibs et une entreprise privée.

Le bébé médicament, lui, se porte comme un charme. Au début de l'été, notre produit obtient le feu vert pour être vendu dans toute l'Union européenne. Le rapport de l'agence française entraîne l'adhésion de l'organisme de contrôle. Les arguments des Pays-Bas, autre pays chargé d'examiner la requête, font pschitt. Je me demande si quelqu'un, à l'agence européenne, a pris la peine de lire le texte qui résume les critiques néerlandaises. Le rapport est sévère : il préconise de ne pas autoriser tout de suite la vente de notre remède à cause d'objections « majeures ». En clair, selon l'expert batave, le médicament est plus dangereux pour les malades que la maladie elle-même. L'industriel devrait fournir de plus amples explications. Pourquoi ? Parce que le traitement cause une anémie sévère qui ne peut être enrayée qu'en donnant de l'EPO, c'est-à-dire une hormone de synthèse aux patients. Or cette substance peut elle aussi présenter des effets secondaires… Les craintes néerlandaises se sont perdues en route. Les deux positions étaient inconciliables et le point de vue français l'a emporté. D'un point de vue scientifique, je ne crois pas que notre ticket d'entrée était réellement contestable, mais il aurait certainement fallu assortir l'approbation de plusieurs garde-fous.

À force d'avaler des couleuvres, on s'étouffe. C'est ce qui m'est arrivé. Depuis des mois, je refuse de cautionner certaines pratiques. À un moment, je croise les doigts : la maison mère américaine appuie par écrit mes questionnements déontologiques. Mon point de vue est minoritaire, mais pas isolé : la directrice juridique et le Monsieur Éthique entrent eux aussi en rébellion. Je me consolerai bien plus tard, à la fin de l'année, en apprenant que la Haute Autorité de santé, l'autre agence sanitaire responsable des médicaments, a donné une note moyenne à notre produit. Toutes les autorités ne se sont donc pas laissé prendre. Il y a encore dans ce pays des esprits libres et clairvoyants. Le vrai problème au bureau, ce sont ceux qui couvrent les conflits d'intérêts. Un jour où je répète à l'un d'eux que tout ceci risque de mal finir, il me répond vertement :

— On s'en fout.

S'il parle sur ce ton, c'est que le divorce est consommé. Mes doutes agacent en haut lieu. Je vais être remercié. On me demande de faire le point sur les sujets dont je m'occupe avec un collègue. Je ne suis pas assez naïf pour ignorer qu'il s'agit de mon futur remplaçant. Et trop amateur d'histoire pour oublier le sort des mutins de 1917 ! À trop l'ouvrir, on risque de la fermer pour de bon.

Par mesure de prudence, je consulte un avocat. Ses propos me font froid dans le dos :

— Si cette affaire est découverte et si des poursuites sont engagées contre votre entreprise, elle aura beau jeu de vous désigner comme coupable.

Deux choix s'offrent à moi, selon lui : garder mon job et mon salaire confortable tout en obéissant aux ordres même les plus contestables, avec le risque que tout cela finisse en correctionnelle, ou continuer de refuser les demandes de ma hiérarchie, ce qui devrait me valoir un licenciement et un petit tour devant les prud'hommes. C'est bien ce que je pensais. Ma carrière a du plomb dans l'aile. Mais je préfère la seconde juridiction à la justice pénale.

Début juillet 2011, même si le plan social est toujours bloqué à cause des obstacles juridiques soulevés par les syndicats, la fusion intervient. Je sens que cela va accélérer ma disgrâce. Il est temps, mon moral chute en flèche, comme le cours de Bourse d'un labo pharmaceutique le jour de la révélation d'un scandale médicamenteux. Mon médecin fait le forcing : le burn-out pointe son nez. Il faut dire que, chaque jour sous mes yeux, mon chef et mon remplaçant se font les yeux doux. Au bout de quelques jours d'arrêt, je retourne au boulot. Pourquoi partirais-je ? J'aime mon travail, c'est lui qui ne m'aime plus. Durant mon absence, mes dossiers ont atterri dans le bureau du remplaçant. Plus besoin de ma signature pour valider les factures. Mon chef me prend quasi des mains la présentation que je dois faire à la direction et s'attire, en la présentant à ma place, les compliments qui me sont dus. Comme moi, ma fidèle collaboratrice refuse de cautionner certaines dérives. Elle aussi est écartée de la gestion du nouveau médicament. Après mon départ, elle va sombrer dans une grave dépression qui la contraint à s'arrêter quelque temps. Durant ce break médical, elle reçoit un avertissement qui pourrait figurer dans les annales du (non)-droit social : sanctionner un salarié malade, il fallait oser.

Les réunions s'enchaînent, mais plus aucune tâche ne m'est attribuée. Mes collègues sentent que je vais me faire dégager. Mon avocat envoie un courrier pour plaider ma cause auprès du PDG. Aucune réponse ni accusé de réception. Même si ça ne devrait pas être le cas tant que la fusion des filiales n'a pas eu lieu, les deux départements médicaux bossent, discrètement, de concert. Et notre « agent double » continue de jouer au salarié fantôme. On lui confie le pilotage d'une étude postcommercialisation de notre médicament. Quelques milliers d'euros supplémentaires pour arrondir ses émoluments de consultant de luxe. Naguère en pointe en matière d'éthique, les affaires médicales sont devenues le cœur du système d'influence, le lieu par lequel transite l'argent et où se jouent parfois des manipulations à grande échelle. Mais cela me concerne maintenant de loin : je ne suis plus qu'un spectateur désabusé de la vie du bureau.

Le 11 juillet, le couperet attendu tombe. La responsable des ressources humaines me reçoit avec ces mots :

— Nous débutons cet entretien dont le but est une éventuelle sanction disciplinaire pouvant aller jusqu'au licenciement. Nous souhaitons évoquer un certain nombre de griefs lors d'un entretien contradictoire. Nous sommes surpris d'un comportement qui ne répond pas aux directives du directeur médical et aux consignes de la hiérarchie.

Je vous passe les détails qui seront débattus prochainement devant les prud'hommes. La liste des reproches est assez courte : ne pas avoir recadré assez fermement ma collaboratrice qui n'avait pas dit bonjour à notre chef, le même qui venait de lui retirer une partie de ses attributions ; ne pas avoir réalisé en urgence une étude non urgente et non validée ; avoir manqué une réunion organisée par la maison mère à laquelle je n'avais pas été invité et avoir omis d'honorer une demande de rendez-vous émanant de notre ex-« agent double », le médecin hospitalier rémunéré en plein processus administratif. Vous ne rêvez pas ! Le nom de ce docteur est écrit en toutes lettres dans le compte rendu de l'entretien. Deux heures de dialogue de sourds, c'est long.

À la fin, la syndicaliste qui m'a épaulé m'écoute, éberluée, lire un petit texte préparé par mon avocat :

— Les raisons qui ont été évoquées ici et les soi-disant faits et preuves qui m'ont été reprochés ne sont pas ceux qui ont motivé cet entretien. En réalité, je suis aujourd'hui sanctionné pour avoir alerté à plusieurs reprises ma hiérarchie de l'existence de graves conflits d'intérêts entre l'entreprise et les experts fonctionnaires de différentes commissions d'agences officielles. Comme nous le savons tous, ces conflits d'intérêts entre une entreprise pharmaceutique et des experts d'agence sont illégaux, non prescriptibles et passibles de peines de prison et d'amendes prévues par la loi. Je dégage toute responsabilité personnelle sur ces infractions ayant été subordonnées à l'autorité de l'entreprise jusqu'à ce jour.

Bien entendu, mes interlocuteurs contestent, et la justice tranchera bientôt.

Conclusion

Je ne suis ni une victime ni un croisé anti-industrie pharmaceutique. J'ai aimé mon métier et bien gagné ma vie, avant de changer de regard. En vingt ans de carrière, j'ai vu le meilleur puis le pire. J'ai accompagné le lancement de médicaments révolutionnaires et aussi de fausses innovations. Les dérives auxquelles j'ai assisté et pris part – il faut bien l'assumer – sont, je l'espère, isolées. Mon intention n'est pas de nier leur gravité : je détiens un certain nombre de pièces à conviction que je suis prêt à confier à la justice le moment venu. Je tenterai de faire valoir mes droits lors d'un procès devant les prud'hommes prévu courant 2014. Mais jeter l'opprobre sur une poignée d'hommes, sur une entreprise ou même sur une frange du corps médical ne servirait à rien. On franchit d'autant plus facilement la ligne rouge que la pression des actionnaires s'accroît en temps de crise et de recul des profits. On flirte d'autant plus facilement avec les limites que les génériques grignotent des parts de marché, que les autorités sanitaires durcissent leurs politiques, que les États taillent dans les dépenses de santé. Tous les ouvrages dénonçant les travers de l'industrie pharmaceutique appellent à une réforme d'ensemble pour mettre fin à la dictature du court terme. Je m'inscris, modestement, dans leur sillage.

Chaque année en Europe, 200 000 personnes décèdent d'accidents médicamenteux. C'est plus que les morts sur la route, qui sont une priorité politique. Au moment de la révélation du scandale du Mediator, Xavier Bertrand, alors ministre de la Santé, avait promis de réformer le système. Deux ans après cette annonce, des pas timides ont été faits, mais pas de tournant majeur. Une étude française vient de rappeler que les personnes âgées consomment en moyenne plus de dix produits par jour sans réelle justification médicale. Un récent rapport pour la ministre de la Santé estime, lui, que 20 % des prescriptions sont inappropriées et classe la France comme la championne de l'usage irrationnel des médicaments.

Comment faire du tri dans l'armoire à pharmacie pour sauver des vies tout en réalisant de sacrées économies ? Des tas d'ouvrages critiques, de textes bien informés, de travaux parlementaires ont esquissé des pistes intéressantes. J'en livre ici quelques-unes : mieux former les jeunes médecins à la connaissance et à la prescription des médicaments ; réformer la formation continue des praticiens trop dépendante des labos ; doter les autorités sanitaires de budgets conséquents pour embaucher de vrais experts indépendants ; durcir les procédures d'autorisation de mise sur le marché d'un médicament qui n'apporte aucun bénéfice supplémentaire pour les patients et obliger l'industriel à publier toutes les études menées en amont sur son produit ; rendre vraiment obligatoire la déclaration des liens des médecins avec l'industrie ; publier chaque année les sommes versées par les labos au corps médical ; appliquer la législation anticorruption existante pour prévenir d'éventuelles dérives ; créer une action de groupe à la française en matière de santé pour permettre aux victimes d'accidents médicamenteux d'être indemnisées ; reverser à l'industrie les sommes économisées sur les médicaments sous forme d'aide à la recherche, seule garante de vrais progrès médicaux futurs.

Cette liste n'est pas exhaustive. Au lieu de s'inquiéter de l'immensité de la tâche à accomplir, nos dirigeants devraient se réjouir que la feuille de route ait déjà été tracée par tant d'acteurs compétents. Il ne reste plus qu'à agir, en envoyant valser les corporatismes. Le lecteur, lui, a les moyens de peser sur le débat de deux manières. En tant que citoyen, assuré social et contribuable, il peut exiger que cette industrie subventionnée par les pouvoirs publics rende des comptes. Malade potentiel, il est libre d'inviter les praticiens à justifier leurs prescriptions et pourra ressortir des cabinets médicaux muni de précieux conseils, mais sans ordonnance à rallonge.

De l'autre côté du miroir

Anne-Laure Barret

« Si je parle, c'est avec l'espoir que cela contribuera à faire baisser le nombre de victimes d'accidents médicamenteux », répète souvent le docteur Bernard Dalbergue. Pour compléter son témoignage, nous avons souhaité donner la parole à quelques victimes probables des médicaments. Leurs récits constituent le point de départ de deux enquêtes qui illustrent à la fois la puissance des campagnes de marketing menées par l'industrie pharmaceutique et certaines failles du système de santé.

Pourquoi avoir choisi de retracer le crash du Vioxx, un anti-inflammatoire retiré du marché en 2004 et soupçonné d'avoir causé de 20 000 à 40 000 morts prématurées aux États-Unis ? Parce que son fabricant a été le dernier employeur de Bernard Dalbergue, mais surtout parce que ce drame a contribué à aiguiser son esprit critique. Parce que cette histoire a débouché sur des réformes aux États-Unis sans réveiller les consciences en France. Parce qu'elle illustre les difficultés des victimes françaises perdues dans un système judiciaire imparfait. Pour celles qui ne se sont jamais fait connaître, le temps presse : en septembre 2014, dix ans après la fin de la commercialisation, toute possibilité d'action judiciaire sera prescrite.

La seconde enquête explore le dossier du vaccin vedette Gardasil, mis au point par le même industriel. À défaut d'être lui-même dangereux, ce produit, qui prévient certaines lésions précancéreuses, sauve moins de vies que ne l'aurait fait un dépistage organisé du cancer du col de l'utérus. Sans parler de son prix XXL, critiqué par la Cour des comptes. Là encore, le débat a été escamoté sous le déluge publicitaire et contre l'avis de certains experts qui avaient su flairer une exagération marketing.

Les cœurs brisés

Depuis près de dix ans, Erick[1] travaille cou serré, le premier bouton de la chemise bien cadenassé. « Je n'ai aucune envie que tout le monde sache ce qui m'est arrivé », lance ce quadra têtu depuis son bureau au cinquième étage d'un gratte-ciel. Mais, en cette fin septembre 2013, il exhibe sa blessure comme une pièce à conviction : la cicatrice forme une ligne verticale du haut de la poitrine jusqu'au nombril. Comme ce cadre dirigeant a choisi de s'exiler au Canada, l'entretien a lieu par Skype. « Je voulais m'éloigner de toute cette histoire. Ici, en cas de problème, la loi protège les victimes. »

Erick et son médecin en sont convaincus : derrière cette longue cicatrice, il y a le Vioxx, un anti-inflammatoire « révolutionnaire » brusquement retiré du marché en 2004 après avoir entraîné un désastre sanitaire aux États-Unis. De l'autre côté de l'Atlantique, ce retrait est un tremblement de terre. Le Sénat enquête, le puissant gendarme du médicament vacille, des patients se dressent contre le fabricant. En France, au contraire, les dégâts causés par le super-antidouleur restent mystérieux. Plusieurs semaines après

1. Les prénoms ont été modifiés.

l'arrêt de la commercialisation, Philippe Douste-Blazy, le ministre de la Santé de l'époque, continue de défendre les mérites d'une molécule innovante plébiscitée par les praticiens. Seule une petite équipe de parlementaires et la revue médicale indépendante *Prescrire* sonnent l'alerte dans le désert.

« Cette catastrophe me fait penser à Tchernobyl. Le nuage radioactif se serait vaporisé au-dessus de la frontière française. » Georges Alexandre Imbert préside depuis vingt ans une association d'aide aux victimes des médicaments. Pour donner un sens à la perte de son fils, qui s'est suicidé après avoir pris un psychotrope aux effets désinhibants, ce retraité épaule d'autres familles endeuillées. Des dossiers colorés remplis d'ordonnances, de certificats médicaux ou de décès envahissent chaque recoin de son salon. La paperasse s'insinue jusqu'à la cave de son appartement parisien. « Dans le cas du Vioxx, nous avons été débordés. Pas à cause de la médiatisation très modérée, mais parce que c'était une molécule vraiment dangereuse. » Au total, plus de cinq cents courriers de victimes potentielles sont arrivés. Après examen minutieux, deux cent cinquante demandes d'indemnisation ont pu être complétées. « Personne n'a encore obtenu gain de cause en France », se désole Georges Alexandre Imbert.

Près de dix ans après le crash du médicament, une poignée seulement de patients continue le combat judiciaire. Les autres ont abandonné, découragés ou morts en chemin. Ceux qui persistent se battent pour la reconnaissance d'un préjudice, mais aussi pour dissiper les brumes industrielles et administratives. À leurs yeux, cette affaire vite enterrée éclaire une face sombre de l'industrie pharmaceutique et certaines failles du système de sécurité du médicament en France.

Des travers visibles bien avant la révélation du drame du Mediator en 2010. En reprenant le sous-titre du livre d'Irène Frachon, on pourrait s'interroger : Vioxx, combien de morts ? Aux États-Unis, l'estimation de 20 000 à 40 000 décès prématurés, pour 20 millions d'utilisateurs, a été avancée. Sans compter 88 000 à 160 000 infarctus et AVC. Et en France, quelles conséquences chez 2 millions de patients ? Personne ne sait, nul n'a cherché à savoir. Il n'y a jamais eu d'enquête.

Un anti-inflammatoire miracle made in USA

Vioxx, c'est d'abord un thriller américain. En 1996, le géant américain Merck crée le buzz : il teste un remède miraculeux sur l'arthrose, maladie chronique et douloureuse des articulations. Au même moment, le concurrent Pfizer, associé au géant Monsanto, mitonne le Celebrex, une molécule de la même famille thérapeutique, elle aussi présentée comme révolutionnaire. Les anti-inflammatoires classiques agissent sur deux substances naturelles pour diminuer l'inflammation. Premiers nés de la famille chimique des « coxibs », les nouveaux, comme le Vioxx et le Celebrex, en cibleront une seule. D'où la diminution attendue de certaines complications gastriques.

Cette innovation est une aubaine pour la société centenaire au moment où trois de ses médicaments vedettes tombent dans le domaine public et où des génériques vont torpiller ces juteux marchés. Moins pointilleuse que de coutume, la Food and Drug Administration, la FDA, l'autorité sanitaire américaine, lance une procédure accélérée. Résultat : ce médicament destiné à soulager l'arthrose, mais aussi toutes les douleurs aiguës sensibles aux anti-inflammatoires, obtient le feu vert en un temps record.

En juin 1999, il envahit les pharmacies, les supermarchés et même les foyers américains. Car la publicité pour les médicaments est autorisée.

Au début du spot, Dorothy Hamill regarde des gamines s'entraîner sur la patinoire en contrebas. À quarante-quatre ans, l'ex-championne olympique aux JO d'hiver de 1976 souffre d'arthrose. Quelques secondes plus tard, elle fend à son tour la glace, toute inflammation envolée. « Vioxx arrive. Avec une petite pilule par jour, Vioxx vous procure vingt-quatre heures de soulagement », promet la voix off. Le labo met le paquet sur la réclame : 161 millions de dollars pour la seule année 2000, une somme record.

Mais pas de succès commercial sans le concours des blouses blanches. Pour faire connaître le Vioxx aux docteurs américains, Merck déploie une armée de 3 000 commerciaux dans les cabinets médicaux, les hôpitaux, les colloques et les sessions de formation continue. Des documents internes compilés par la Chambre des représentants américaine ont dévoilé leur technique ultrarodée : « La bonne poignée de main. Elle commence en plantant vos yeux dans ceux de votre interlocuteur. Elle est ferme sans faire mal. Elle s'enclenche et se termine vivement. Elle ne se prolonge pas durant tout le temps où vous vous présentez. » De la meilleure manière de serrer la paluche à celle de manger son pain en déjeunant avec un client, rien n'est laissé au hasard. Face à un praticien rétif, le commercial est prié de mobiliser son mental de gagnant. Sans peur des comparaisons… « Tous les héros ont traversé de grandes épreuves, serinent les coachs. Martin Luther King ne s'est jamais résigné, même quand sa maison a été incendiée. George Washington s'est lancé dans la bataille présidentielle au lieu de couler une retraite paisible. »

Argent, ruse, psychologie positive… Grâce à cette campagne marketing XXL, les ventes décollent à la vitesse d'un

Boeing pour atteindre 2,5 milliards de dollars en 2001. Vingt millions d'Américains avalent la « super-aspirine », le nouveau traitement de masse contre la douleur.

Une arrivée en fanfare en France

L'odyssée triomphale du Vioxx se poursuit de ce côté-ci de l'Atlantique, dans l'autre eldorado mondial du médicament : la France. En novembre 1999, le médicament dégote un ticket d'entrée dans les pays de l'Union. « Un anti-inflammatoire miracle débarque d'Amérique », titre un journal national, au diapason du reste des médias. Si la pub pour les médicaments sur ordonnance est interdite chez nous, la presse généraliste et médicale rédige le faire-part de cette molécule « révolutionnaire ». Seule exception, *Prescrire*, le mensuel conçu par des médecins et pharmaciens indépendants de l'industrie pharmaceutique, qui juge le produit « décevant » : dossier d'évaluation imprécis, études cliniques pas pertinentes, efficacité égale à celle des autres anti-inflammatoires, diminution du risque intestinal très modérée, effets secondaires possibles sur le cœur.

« L'arrivée du Vioxx a été annoncée en fanfare au congrès américain de rhumatologie, la Mecque de ma spécialité, et ensuite au congrès français. Il y a eu beaucoup de battage, car, à l'époque, les révolutions thérapeutiques étaient très rares dans la discipline », décrypte le professeur Bernard Combes, chef du service de rhumatologie au CHU de Montpellier. Ce spécialiste reconnu a travaillé ponctuellement avec Merck [1] – « un labo sérieux » – et avec Pfizer, le fabricant du Celebrex. « Durant cinq ans, les

1. Hors Amérique du Nord, Merck s'appelle MSD.

firmes nous ont invités à des réunions intéressantes sur le mécanisme de toxicité des anti-inflammatoires traditionnels. Sans être plus efficaces, les petits nouveaux avaient une bien meilleure tolérance digestive. » Au CHU de Montpellier, pas besoin de commercial pour faire la promotion auprès du service de rhumato. Le professeur Combes a lui-même briefé les internes : « Je préconisais Vioxx, plus puissant que Celebrex. J'en utilisais moi-même à l'occasion, toute ma famille en prenait au besoin ! »

Les rhumatologues du public ont nourri le succès rapide de la molécule. Sans attendre la fin du parcours administratif jusqu'au remboursement par la Sécurité sociale, le laboratoire MSD crée la surprise en mettant son produit en vente libre. Dans les hôpitaux français, le comprimé est même bradé au prix plancher d'un centime ! Pour mieux inciter les médecins à prescrire. Dans les pharmacies, en revanche, il est affiché mille fois plus cher, c'est-à-dire dix francs. Pourquoi un tel dumping à l'hôpital ? Pour créer le buzz, à n'importe quel prix. « Les médecins de ville ont tendance à recopier les ordonnances des hospitaliers sans regarder à la dépense. Grâce à ce genre de politique prédatrice, l'entreprise impose son produit », décode Bruno Toussaint, rédacteur en chef de la revue *Prescrire.*

En France, le niveau de remboursement d'une molécule tombe à l'issue d'un processus complexe. Un groupe d'experts de la Haute Autorité de santé lui donne une note – bonne si elle surpasse les traitements existants, médiocre si elle fait moins bien. Un second comité, placé sous la tutelle des ministères de l'Économie et de la Santé, établit le prix. En théorie, la note conditionne le tarif final. En pratique, d'autres facteurs peuvent entrer en jeu. À l'époque où le Vioxx a débarqué en France, Jean-François Bergmann, professeur de thérapeutique, c'est-à-dire spécialiste de la prescription des médicaments, siégeait au sein de la commission chargée d'évaluer le progrès thérapeutique. « On lui a collé un bon score en pensant prévenir les hémorragies digestives. Sans soupçonner les problèmes cardiaques, invisibles dans le dossier », se souvient-il.

Un bras de fer autour du prix

Novembre 1999 : Vioxx décroche son passeport européen. Juin 2001, le prix de remboursement tombe. Même pour un processus complexe, c'est long. Que s'est-il passé entre ces deux dates ? Une âpre bataille a fait rage en coulisse entre le laboratoire et les autorités. Tout le système n'a pas été aveuglé par la campagne marketing. À l'époque, la direction de la Santé du ministère du même nom est dirigée par un pharmacologue de réputation mondiale, qui s'est choisi un confrère pour bras droit. Formés à la biologie, à la chimie, à la physiologie, ces spécialistes connaissent les interactions entre les molécules et l'organisme, les effets secondaires potentiels et savent interpréter les travaux menés par les labos sur les patients (les fameuses études cliniques obligatoires pour obtenir l'autorisation de commercialisation).

« Vioxx et toutes les molécules similaires de la famille des coxibs constituent un des plus grands mirages du XXe siècle », expose Bernard Bégaud. À cette époque, ce professeur de pharmacologie bordelais a pris ses quartiers à Paris : il seconde Lucien Abenhaïm, le directeur général de la Santé, également spécialiste de pharmacologie. Les deux hommes contestent le point de départ théorique mis en avant par les fabricants des nouveaux anti-inflammatoires : « Certes, les produits plus anciens avaient par le passé causé des hémorragies digestives, mais le problème était réglé depuis l'arrivée des protecteurs de l'estomac prescrits en même temps. En privilégiant la nouveauté, on risquait de payer plus cher, car il y avait fort à parier que les docteurs allaient continuer à préconiser les protecteurs gastriques. » Sourd au marketing médical, le directeur général de la santé décide de bloquer le processus de remboursement du Vioxx. Pas question de voir un produit au bénéfice incertain plomber les comptes de la Sécu. Qui plus est, au moment où les publications scientifiques anglo-saxonnes commencent à épingler de possibles risques cardiaques. « Les pressions ont été terribles, relate Bernard Bégaud. La maison mère de Merck, aux États-Unis, a appelé le ministère des Affaires étrangères qui nous est tombé dessus en nous demandant pourquoi cette innovation géniale était bloquée. Tous les téléphones avaient dû sonner, parce que l'Élysée et le cabinet du ministre de la Santé nous demandaient aussi des comptes. »

Outre les pressions diplomatiques, le labo fait le siège du ministère de la Santé. Lors d'une réunion dans le bureau de Lucien Abenhaïm, le patron de MSD en France s'étonne, courroucé, de la position des autorités. « Il a brandi une lettre écrite par deux pontes de la rhumatologie française. Dans ce courrier, ces médecins écrivaient qu'ils nous tiendraient juridiquement responsables de morts par hémorragie digestive si le Vioxx continuait à être bloqué. Toute cette spécialité était derrière le médicament et ces leaders d'opinion étaient envoyés au front contre nous », rapporte Bernard Bégaud. L'adjoint du directeur général de la santé se souvient de la discussion comme si elle s'était déroulée la veille :

— Pourquoi ça bloque ? demande le PDG de MSD France. Vioxx réduit de moitié le risque d'hémorragie digestive. C'est une vraie innovation qui doit être payée au prix fort. En plus, vous allez faire des économies, car les médecins vont cesser de prescrire les protecteurs gastriques qui coûtent très cher au système.

— Allez-vous recommander aux médecins de cesser de les prescrire ?

— On n'a pas dit ça…

— Alors la Sécu ne va rien gagner du tout…

Dans ce dossier politiquement brûlant, un autre homme clef prend le maquis administratif. Aujourd'hui retraité, le haut fonctionnaire Noël Renaudin dirige alors l'organisme chargé de fixer le prix. « Le PDG de MSD est arrivé dans mon bureau, très arrogant, en disant : “J'ai là une merveille contre l'arthrose, un des maux du siècle. En plus, elle ne fait pas de trous dans le ventre. Prenez-la tout de suite au tarif que je vous demande.” » Excepté le ton péremptoire, la demande est logique. Dans le marché administré français, il y a deux sortes de pilules : celles qui n'apportent rien de neuf et pour lesquelles l'État tord le bras de l'industriel et celles, innovantes, pour lesquelles notre généreux système de santé paie le prix fort. « Dans ce second cas, le pouvoir est du côté de l'entreprise », constate Noël Renaudin. L'homme est tenace. Profitant de l'arrivée en embuscade du concurrent, le Celebrex de Pfizer, il essaie encore de négocier. « MSD refusait ma principale demande, à savoir une baisse de prix une fois que le produit se serait fait connaître. Il a fallu mener un très long bras de fer. »

Les semaines passent. Agacé, Noël Renaudin propose à Pfizer le tarif refusé par MSD. Banco, dit Pfizer. Mis devant le fait accompli, MSD refuse de s'aligner, quitte à se faire doubler par son concurrent. Un mauvais calcul, puisque le premier arrivé d'une nouvelle gamme de produits est le mieux servi, la Sécu donnant une prime à l'innovation. « Au début, j'ai pensé que la conduite de MSD était suicidaire. Mais, très vite, j'ai compris que l'industriel avait sa petite idée derrière la tête. » Loin de baisser les armes, le labo attaque l'État français devant le Conseil d'État. Noël Renaudin ayant commis l'erreur d'envoyer au PDG de MSD une proposition de transaction en blanc, signée mais non datée, le labo juge que le contrat noué entre-temps avec Pfizer constitue une trahison. Une fois encore, les téléphones chauffent au-dessus de l'Atlantique. Noël Renaudin évoque de multiples pressions : « Le patron de MSD s'est vanté d'avoir actionné les autorités américaines. J'ai reçu la visite de l'ambassadeur itinérant du président Clinton pour le commerce mondial, accompagné de toute une équipe. Il voulait savoir pourquoi la France maltraitait les entreprises américaines. D'autres politiques américains sont intervenus, mais l'opération a tourné court. Certainement parce que les autres labos américains étaient plutôt contents du système français. Notre marché est rempli de produits *made in USA* ! Au final, MSD a perdu devant le Conseil d'État. Et le patron français a été remplacé par quelqu'un de beaucoup plus mesuré, manifestement missionné pour se rabibocher avec nous. »

À la fin du contentieux juridique, Noël Renaudin et Lucien Abenhaïm baissent les bras. Le premier estime avoir tiré le prix au plus bas. Le second impose une contrainte de sécurité inédite : Merck et Pfizer doivent financer une grande étude post-remboursement sur la sécurité de leurs produits. Nom de code : Cadeus. « Des chercheurs publics ont travaillé sur les bases de données de la Sécu, dans la vie réelle, sur 45 000 patients. C'était un projet novateur pour l'époque. La France était le seul pays à poser de telles conditions », martèle Bernard Bégaud. Belle initiative, mais qui ne donnera pas les clefs escomptées…

Au début de l'été 2001, les 275 000 patients qui fouillaient le fond de leurs poches pour s'offrir la très chère molécule respirent : le produit est désormais remboursé à

65 % par l'Assurance maladie. La boîte coûte 215 francs à dose minimale et 260 pour le fort dosage. Toujours beaucoup plus onéreux qu'une boîte d'ibuprofène (15 francs à l'époque). En 2002, le nombre de prescriptions s'envole : 116 millions, puis 125 millions l'année suivante. Début 2002, 2,3 millions de Français, âgés de soixante-deux ans en moyenne, prennent du Vioxx. Une performance remarquable, car, même si 5 millions de personnes souffrent d'arthrose, le marché fourmille d'anti-inflammatoires. La molécule est également préconisée aux 100 000 malades atteints de polyarthrite rhumatoïde, une pathologie handicapante. « Vioxx a été prescrit à tous les gens qui avaient de l'arthrose, des douleurs articulaires, mal quelque part », constate le professeur Jean-François Bergmann. Belle preuve du succès auprès des généralistes et des rhumatos, le médicament est honoré, au Sénat, lors de l'édition 2002, du prix Medec décerné par plus de 6 000 médecins. « Vioxx remporte la palme de la recherche internationale », constate *Le Quotidien du médecin*.

Pendant que des parlementaires, le président du Conseil de l'ordre et le patron du principal syndicat de médecins libéraux trinquent au palais du Luxembourg à la santé du produit, des signaux d'alerte commencent à poindre. En novembre 2000, la célèbre revue médicale américaine *New England Journal of Medicine* rend publics les résultats de la plus grande étude jamais menée par Merck (8 000 malades concernés) qui espère mettre en avant certains bienfaits de son médicament. Selon ce travail baptisé VIGOR, le risque de faire un infarctus est cinq fois plus élevé avec Vioxx qu'en gobant du Naproxène, un anti-inflammatoire ancien. Le risque d'accident cardiaque au sens large est, lui, doublé !

Durant l'hiver 2001, après avoir épluché VIGOR, le gendarme américain du médicament exprime à son tour des inquiétudes : le médicament est dangereux pour le cœur dès le premier mois de traitement. En mai, le quotidien américain *New York Times* relaie ces doutes. En août, Eric Topol, un cardiologue célèbre outre-Atlantique, tonne contre le fort risque cardiaque du Vioxx et de son concurrent Celebrex dans une autre publication de premier plan, le *Journal of American Medicine*. Le nouvel anti-inflammatoire, qui cible une seule substance pour faire diminuer l'inflammation, semble avoir un défaut majeur : au niveau du cœur, cette action unique provoque, indirectement, le rétrécissement des vaisseaux et la formation de caillots.

Comment réagit l'industriel ? Chaque fois, il balaie les critiques en opposant une théorie pour défendre son médicament : celui-ci ne serait pas en cause, la vieille molécule Naproxène aurait un effet protecteur sur le cœur. « Vioxx® a été étudié attentivement dans des essais cliniques incluant près de 10 000 patients, tant avant son autorisation de mise sur le marché accordée par les autorités de santé compétentes dans le monde entier que postérieurement à son autorisation et durant toute la commercialisation du médicament », précise aujourd'hui MSD France. L'entreprise n'a pas souhaité nous accorder d'interview, mais elle nous a envoyé, par mail, des réponses à certaines des questions que nous lui avions posées.

L'Agence du médicament paralysée

Et en France ? La revue *Prescrire* garde le cap, sceptique sur les bénéfices du traitement et inquiète sur ses risques. Son rédacteur en chef se fend même d'une tribune dans *Le Monde* pour toucher un lectorat moins confidentiel. « Quelle sera la prochaine affaire ? Va-t-elle concerner un anti-inflammatoire ? interroge-t-il en septembre 2001. (...) Les campagnes de promotion concentrent l'attention sur une hypothétique meilleure tolérance digestive. Mais qui parle actuellement des effets indésirables extradigestifs ? »

Pas l'Agence du médicament : elle est frappée de paralysie. En écho aux inquiétudes apparues dans les revues médicales, la commission chargée de la sécurité des produits met à deux reprises le sujet sur la table. La première réunion consacrée au Vioxx et à son cousin Celebrex a lieu en novembre 2001, en présence d'une représentante du syndicat de l'industrie pharmaceutique, comme il était d'usage à l'époque. Selon le compte rendu, quelques crises cardiaques et des AVC sous Vioxx sont bien remontés à l'autorité sanitaire, mais rien de très inquiétant : les patients s'en sont sortis.

Depuis 1984, les généralistes, les spécialistes et les hospitaliers sont tenus de signaler tout problème « grave » aux centres régionaux de pharmacovigilance. Ces structures publiques intégrées aux hôpitaux et chargées de surveiller les médicaments alimentent une base de données nationale gérée par l'Agence. Dans les faits, beaucoup d'accidents passent à la trappe parce que les praticiens débordés oublient de les notifier.

Lors de la préparation de la réunion, MSD a lui aussi fourni des données rassurantes. Comme chaque labo, l'entreprise dispose d'un service de phamacovigilance interne alimenté par les visiteurs médicaux et les praticiens. Aucune inquiétude à avoir, selon cette structure : seulement 90 infarctus notifiés et 30 AVC (non mortels) à travers le monde. Zéro mort fin 2001, un an et demi après le début de sa commercialisation. Quand on sait qu'aux États-Unis 20 000 morts ont été avancés au moment du retrait, en septembre 2004, le chiffre laisse songeur. Dès le début 2001, la base américaine de surveillance des médicaments notifiait déjà 15 morts. Le système Merck semble avoir été frappé de myopie. « Merck a étudié de façon attentive l'ensemble des effets indésirables déclarés dans le cadre des procédures de pharmacovigilance et a rapporté ces événements de manière appropriée aux autorités réglementaires concernées », soutient l'entreprise dans la réponse à nos questions envoyée par mail.

Sans doute rassurés par ces chiffres, les experts externes de l'Agence, des médecins hospitaliers pour la plupart, épousent des thèses, alors discutées et aujourd'hui balayées, soutenues à l'époque par l'entreprise. L'étude VIGOR ? Vioxx n'augmenterait pas le risque de crise cardiaque, c'est le médicament avec lequel on l'a comparé (le Naproxène) qui le diminuerait. Le SOS du cardiologue Eric Topol ? Impossible de le prendre en compte « pour des raisons méthodologiques ». Étrange de voir des experts publics reprendre mot pour mot, sans la moindre distance, la riposte mondiale élaborée par Merck après la publication des critiques du médecin américain.

Que retenir du compte rendu de cette réunion ? Faut-il s'inquiéter ou pas ? La réponse est loin d'être claire. « L'hypothèse d'une augmentation du risque ne pourra vraisemblablement être démontrée ou infirmée qu'au moyen d'études chez des patients à haut risque cardio-vasculaire », botte en touche la commission. Mais elle recommande aux médecins de ne pas le prescrire aux « patients à risque cardio-vasculaire ». Et suggère de demander à l'Europe de réévaluer les bénéfices et les risques de ce traitement – c'est-à-dire ses avantages et ses inconvénients pour la santé. Une démarche qui ne sera entreprise que bien plus tard.

Plus de six mois après ce premier rendez-vous à l'Agence du médicament, nouvelle réunion. Malgré notre insistance auprès du service juridique de cette institution, il a été impossible d'obtenir son compte rendu. Un bref résumé inséré à la fin d'un avis de la commission de la transparence de la Haute Autorité de santé révèle néanmoins qu'à cette date des décès étaient apparus sur les écrans radars. Début juin 2002, 14 décès « avaient été notifiés en France », dont 8 liés à des « atteintes cardio-vasculaires » et 4 à des « atteintes gastro-intestinales ». « Dans 9 cas, la responsabilité du Vioxx a pu être suspectée. » Cette fois, l'Agence se réveille. Durant l'été, la France demande à l'Europe de plancher sur la sécurité de toute cette gamme de molécules innovantes. Le processus est long, très long, bien plus long que le temps mis par les produits pour obtenir un ticket d'entrée dans l'Union. En avril 2004, l'Agence européenne reconnaît que ces traitements pourraient présenter « un léger désavantage de sécurité » cardio-vasculaire, qui plus est sans « avantage gastro-intestinal significatif ». En conséquence ? Rien ou presque. La notice des médicaments est légèrement révisée. « Personne n'a songé à demander le retrait, s'agace Bruno Toussaint, de la revue *Prescrire*. Le doute a bénéficié aux firmes et non aux patients. » « La France avait vu les clignotants au rouge mais nous étions trop seuls. Aucun autre pays n'a épousé nos doutes », se défend un ancien responsable de l'Agence.

Chef de service au CHU de Toulouse, le professeur de pharmacologie Jean-Louis Montastruc avait exprimé ses craintes dès 2001. « À cause de leur mécanisme d'action, il était prévisible que le Vioxx et tous les médicaments de sa catégorie (les coxibs) allaient provoquer des effets indésirables cardiaques. Chaque fois, les rhumatologues rétorquaient : "Vous êtes contre l'innovation." »

Après le crash du Vioxx, le médecin a voulu en avoir le cœur net. Il a passé méthodiquement au peigne fin, a posteriori, la base nationale recensant les problèmes médicamenteux. Son verdict est terrifiant : « Dès la fin 2001, l'exposition au Vioxx était associée à un risque accru d'événements cardiaques et vasculaires graves. Les autorités françaises disposaient d'un signal significatif qu'elles n'ont pas vu. »

Crises cardiaques, AVC

La douleur a irradié le coude droit avant de coloniser les épaules, les genoux, les mains et les pieds. « Ça me réveillait la nuit, je n'arrivais plus à enfiler mes chaussures », raconte Erick, l'homme à la cicatrice. Après avoir diagnostiqué une polyarthrite rhumatoïde, un professeur de rhumatologie parisien lui a prescrit du Vioxx. L'inflammation s'apaise, mais le trentenaire ressent un « grand épuisement ». Le 15 août 2004, dix-huit mois après avoir avalé le premier comprimé, le jeune homme fait un malaise au cours d'un jogging dans le bocage normand. Cinq jours plus tard, un voyage d'affaires à Londres tourne au cauchemar : « J'avais tellement mal au bras gauche et à la poitrine que j'ai appelé le service de rhumatologie. Un interne m'a conseillé d'arrêter le Vioxx et de passer au plus vite. » La visite de contrôle s'éternise. Les examens cardiaques ne sont pas bons, il faut opérer en urgence et faire un double pontage coronarien. « Le monde s'est écroulé. Je me suis senti vieux tout d'un coup. J'étais sur un lit de convalescence quand le retrait mondial du médicament a été annoncé. Je ne l'ai su que bien plus tard. »

Gustave, en revanche, bondit devant sa télé le jour de l'annonce. « J'ai immédiatement soupçonné un lien avec ce qui était arrivé à ma femme un mois auparavant », soupire-t-il en cette fin juillet 2013. En 2004, comme chaque été, le couple de retraités avait migré vers l'île d'Oléron. « Simone prenait du Vioxx depuis quinze mois pour soigner les douleurs causées par son arthrose, mais tout allait bien. Elle avait fait une prise de sang avant de partir. Rien à signaler. » Jusqu'à ce qu'un matin Simone le réveille en sursaut. « Elle avait très mal à la tête, vomissait et zozotait bizarrement », se souvient-il. Une ambulance transporte la retraitée à l'hôpital de Rochefort. Crise cardiaque doublée d'un AVC. « Elle et moi, on a cru qu'elle allait mourir. »

Le laboratoire en accusation aux États-Unis

30 septembre 2004, Merck retire son anti-inflammatoire vedette du marché mondial : un doublement des accidents cardio-vasculaires a été mis en évidence au cours d'une nouvelle étude censée démontrer que le médicament avait le pouvoir de prévenir des lésions précancéreuses du colon. Inquiète pour son cours de Bourse, la firme préfère jouer la prudence. Aux États-Unis, les patients, le Sénat et la presse veulent en avoir le cœur net : le risque supposé et dénoncé par certains depuis plus de trois ans était-il connu par le laboratoire ? Si oui, depuis quand ?

Le 18 novembre 2004, une poignée de sénateurs emmenés par Chuck Grassley, le représentant de l'Iowa et patron de la commission des finances chargée du contrôle des programmes d'assurance maladie publics Medicare et Medicaid, font éclater le scandale. « Nous voulons comprendre comment fonctionne le système d'autorisation des médicaments. » Les auditions d'experts, retransmises à la télé, se succèdent. Toutes s'appuient sur des documents internes à la firme. Ces mails, qui seraient restés confidentiels sans l'opiniâtreté des parlementaires et les pouvoirs d'investigation conférés par la loi américaine, prouvent que le problème potentiel était connu de longue date. Pis, que cette société jouissant d'une « excellente réputation en matière de recherche et développement », comme le souligne Chuck Grassley, a tout fait pour rendre « les drapeaux rouges » invisibles.

Selon les mails, les chercheurs de Merck ont craint une augmentation du risque cardiaque dès la phase de développement du produit en 1997. « La possibilité d'un nombre accru d'événements cardio-vasculaires nous préoccupe beaucoup », reconnaît par exemple Briggs Morrison, un chercheur de Merck qui a mené plusieurs études cliniques sur le Vioxx. Mais cette piste biologique n'a été creusée ni avant ni après la commercialisation. Si la fameuse étude VIGOR par laquelle le scandale est arrivé montre une augmentation des crises cardiaques, c'est bien malgré elle. Elle a été imaginée pour mettre en évidence des bienfaits au niveau de l'estomac. Lors de sa conception, les scientifiques maison ont écarté les malades à haut risque cardiaque, sans toutefois y parvenir. À chaque nouvelle critique, la firme répète : « Le profil de sécurité cardio-vasculaire est favorable. » Donc, jusqu'à ce que, en avril 2002, la FDA obtienne du laboratoire la modification de la notice du médicament, les patients n'ont pas les moyens d'apprécier les risques qu'ils courent. Leurs médecins ne sont pas mieux informés : la commission chargée de la publicité au sein de la FDA américaine s'agace en septembre 2001 de voir les commerciaux de Merck s'appuyer sur des documents publicitaires du Vioxx « faux, manquant d'équilibre, trompeurs ».

« Merck a fait passer les patients en premier. » « Aucun médicament n'est absolument sûr. » « Quand on m'a téléphoné pour me décrire le risque cardio-vasculaire, Merck a agi. » « Merck a cru de tout cœur au Vioxx. Moi aussi, j'y ai cru de tout cœur. En fait, ma femme en a pris jusqu'au jour de son retrait du marché. » Appelé à témoigner devant les sénateurs, Raymond Gilmartin, le PDG de Merck, ne lâche rien. Il rappelle que le produit a été approuvé par la FDA.

La position de la firme n'a pas varié d'un iota : « Lorsque Vioxx® était commercialisé, les données collectées dans le cadre des essais cliniques ne démontraient pas de risque cardio-vasculaire associé à Vioxx®, et les scientifiques de Merck avaient légitimement confiance dans le profil de sécurité de Vioxx®. Les analyses les plus récentes fondées sur l'ensemble des données disponibles à ce jour confirment que Vioxx n'est pas différent des coxibs ou la majorité des anti-inflammatoires non stéroïdiens qui demeurent toujours sur le marché », souligne-t-on aujourd'hui chez MSD France.

Au cours de ces auditions de 2004, l'autorité sanitaire américaine subit elle aussi les foudres des experts. Un des scientifiques ayant examiné le Vioxx avant sa mise sur le marché avait perçu le risque cardiaque. Pourquoi n'a-t-il pas été écouté ? L'étude VIGOR suffisait à provoquer une alerte. Pourquoi avoir tardé et réagi avec autant de pusillanimité ? Les reproches les plus graves viennent d'un homme du sérail. L'épidémiologiste David Graham travaille au Bureau de la sécurité des médicaments de la FDA. Ce spécialiste a mené une étude en utilisant les bases de données de l'assurance-maladie californienne. Le risque cardiaque y apparaît très clairement. Fort de ces résultats, au mois d'août 2004, il a alerté sa hiérarchie. Au lieu de taper du poing sur la table, celle-ci a jugé plus urgent d'élargir l'autorisation du Vioxx… aux enfants.

Devant le Sénat, le super-expert public accuse : « Aujourd'hui, en 2004, nous faisons face à ce qui est peut-être la plus grande catastrophe en matière de sécurité médicamenteuse dans l'histoire de notre pays et du monde. Cette catastrophe aurait pu, aurait dû être évitée. La FDA a laissé tomber le peuple américain. »

Une chape de plomb en France

— Salut, Jean-François, faut que je te dise. On retire le Vioxx.

— Qu'est-ce qui se passe ?

— Peut-être des problèmes cardiaques. On refuse de prendre le moindre risque. Tout ce qui compte, c'est le bien des malades.

— Merci de m'avoir prévenu. Dis donc, ça ne doit pas être très drôle pour toi d'annoncer cette nouvelle.

— Au contraire, je suis fier de travailler pour un labo assez courageux pour prendre une telle décision.

En raccrochant son téléphone ce jeudi 30 septembre 2004, le professeur Jean-François Bergmann a presque de la pitié pour le directeur médical de MSD France, tétanisé à l'autre bout du fil. « Je figurais sur la check-list des super-leaders d'opinion médicaux à appeler en cas de truc un peu chaud. Même en période de crise, une boîte doit soigner son image », décode le professeur.

Si le Mediator a créé un séisme dans le système sanitaire, le Vioxx n'a guère fait réagir. Il faut dire que Lucien Abenhaim, le pharmacologue directeur général de la santé qui s'était opposé à la molécule, a été remercié à l'été 2003, au lendemain de la canicule. À l'époque ministre de la Santé, le cardiologue Philippe Douste-Blazy réfute sur RTL, début janvier 2005, la dangerosité du médicament : « Je dis simplement que là, dans le cas particulier, aucun expert au monde n'a trouvé qu'il y avait un effet négatif. Or il se trouve que le PDG l'enlève, si le PDG l'enlève, c'est qu'il a peur pour son action à court terme, donc pour ses actionnaires à court terme. » Pour le gouvernement, Vioxx est une affaire américaine, un simple retrait boursier. Peut-on blâmer les médecins français réputés peu assidus dans leur lecture des grandes revues médicales anglophones quand le premier d'entre eux fait l'impasse, quitte à proférer des contre-vérités à l'antenne ?

L'Agence du médicament, elle, estime avoir fait preuve de « vigilance » et « saisi » l'Europe « dès qu'elle a disposé d'un dossier suffisamment étayé ». Elle invite tous les patients à consulter un cardiologue sans chercher à évaluer le nombre de décès par crise cardiaque. Plus que l'ouvrage d'Irène Frachon, c'est l'estimation du nombre de victimes du Mediator qui a remué l'opinion en 2010. Aujourd'hui retraité, le sénateur François Autain a beaucoup bataillé pour améliorer le système du médicament. « J'ai commencé à m'interroger au moment du Vioxx. Avant, je faisais confiance aux labos. » Ce parlementaire, médecin de profession, s'indigne de « la différence de traitement entre les États-Unis et la France » : « La droite, alors au pouvoir, refuse de créer une commission d'enquête parlementaire pour faire la lumière sur toute l'histoire. J'ai dû me contenter de participer à la rédaction d'un rapport pour la commission des affaires sociales du Sénat. Ce travail a été piloté par Marie-Thérèse Hermange, aujourd'hui mise en examen dans le dossier du Mediator, car soupçonnée par les juges d'instruction d'avoir communiqué des informations confidentielles à un médecin proche de Servier[1]. Clairement, elle avait été placée là pour me contrer. » Le poil à gratter n'a pas pu mener toutes les investigations financières souhaitées, mais il a tout de même réussi à faire auditionner les principaux responsables de l'époque. « Du directeur général de la santé au patron de l'Agence, tous étaient dans le déni. Le médicament aurait été prescrit à un plus faible dosage en France qu'aux États-Unis, et durant moins longtemps. » Des arguments contestables,

1. Ce qu'elle conteste. Elle est présumée innocente.

car aucune preuve formelle ne démontre de manière définitive un impact de la dose ou de la durée d'utilisation. « Sur le sujet du Vioxx, poursuit François Autain, il n'y avait pas de faute, il n'y avait pas de morts ! »

L'affaire Mediator a levé le voile sur les liens du laboratoire français Servier avec une frange de la classe politique. MSD disposait-il de relais aussi puissants ? Les pressions diplomatiques relatées par Bernard Bégaud et Noël Renaudin attestent l'influence de la multinationale en France. Mais quoi de plus logique pour une entreprise aussi importante possédant des usines et un centre de recherche dans le pays ? L'ancien sénateur Claude Saunier a consacré un long développement à l'affaire du Vioxx dans un rapport très sévère sur les fragilités des agences sanitaires présenté en février 2005. « J'ai découvert à cette occasion qu'il y avait une grande porosité entre les acteurs du système du médicament et l'industrie pharmaceutique. Les médecins hospitaliers experts de l'Agence du médicament étaient trop liés à l'industrie », dénonce-t-il.

Après la publication de son texte, le sénateur a été contacté par le syndicat de l'industrie pharmaceutique. On lui a demandé de participer à deux déjeuners pour débattre avec d'autres parlementaires et des cadres de l'industrie. « Au début, j'y ai vu une bonne occasion de faire avancer la sécurité sanitaire. Puis, très vite, j'ai coupé tout lien. Je me suis demandé si toutes ces attentions n'avaient pas pour but de me neutraliser. » Un ancien expert interne de l'Agence confirme, sous le sceau de l'anonymat, l'entregent de MSD. « Plus que d'autres et autant que certains, dont Servier, ce labo était connu pour avoir ses entrées au ministère de la Santé et à l'Agence. Le directeur médical venait souvent ici. Il allait même voir les uns après les autres les membres de la commission chargée de noter ses nouveaux produits, ce qui était fréquent à l'époque. »

Les mois passent. Les résultats de Cadeus, l'étude pilote lancée par la précédente Direction générale de la santé, tombent en catimini. Aucun signal cardiaque à l'horizon. « Je les ai trouvés curieux. Le médicament cesserait de faire des morts en traversant l'Atlantique ? » interroge François Autain. Cette évaluation conçue comme un filet de sécurité supplémentaire a également laissé une grande amertume au professeur Bernard Bégaud, un de ses initiateurs : « Même en admettant l'hypothèse que le médicament aurait chez nous été prescrit à plus faible dose et moins longtemps, je ne comprends pas pourquoi le risque cardiaque n'y apparaît pas. Partout ailleurs, le Vioxx a fait scandale. Chez nous, l'étude négative a découragé les journalistes d'enquêter et a servi de paratonnerre aux politiques. »

Plutôt fataliste – les risques d'un nouveau traitement ne sont vraiment connus qu'après sa commercialisation –, Jean-François Bergmann refuse de rouvrir les cercueils. « La vraie question est : quel a été le degré de freinage de MSD à l'apparition de la vérité ? Je n'arrive pas à croire qu'un labo aussi honorable ait menti. En même temps, une grosse machine capitaliste qui a des bénéfices à faire et des primes à donner à ses actionnaires va hésiter à reconnaître qu'un produit a des problèmes. Mais la perspective de perdre beaucoup d'argent en procès aux États-Unis peut conduire à changer d'attitude. »

L'errance des possibles victimes françaises

Août 2005, aux États-Unis. Attaqué par des milliers de patients à travers le pays, Merck perd son premier procès dans l'affaire Vioxx. La justice le condamne à verser

253 millions de dollars à la veuve de Robert Ernst, un Texan décédé à l'âge de cinquante-neuf ans. Le prix de l'action fléchit à Wall Street. Plusieurs batailles judiciaires sont gagnées par la multinationale, d'autres perdues, mais, déstabilisée par ces plaintes individuelles et par le gigantesque recours collectif regroupant plusieurs milliers de plaignants, elle préfère signer un accord à l'amiable avec les plaignants. Le 9 novembre 2007, la firme accepte de verser la somme de 4,85 milliards de dollars pour éteindre la majorité des contentieux. Sans toutefois reconnaître sa responsabilité dans ces accidents.

Même fermeté huit ans après. Dans la réponse écrite à notre demande d'interview, MSD France précise : « L'accord transactionnel conclu dans le cadre des contentieux judiciaires aux États-Unis relève d'une décision économique pragmatique fondée sur le contexte judiciaire américain. En réalité, Merck a gagné la grande majorité des affaires jugées aux États-Unis. L'accord américain ne s'applique pas en dehors de ce pays, et l'accord prévoit expressément qu'il ne constitue pas une reconnaissance de faute ou de lien de causalité par Merck. Si nous ne commentons pas les particularités de telle ou telle affaire en France, il convient de noter que Merck a également gagné des centaines d'affaires hors des États-Unis, y compris de nombreuses pour lesquelles des experts judiciaires ont conclu que les préjudices allégués par les demandeurs avaient été causés par des facteurs de risque préexistants, et non par Vioxx. »

En France, Erick, Gustave et sa femme, tous ceux qui se considèrent comme victimes du Vioxx ne savent pas bien comment se faire entendre. Comme le recours collectif n'existe pas, les plaintes au pénal s'enlisent. Quant aux très techniques procédures civiles, elles sont rarement favorables aux plaignants. Et toujours suspendues au verdict de médecins experts qui assistent les juges ignorant des questions médicales. Sans parler des délais, interminables, de cassation en appel. « Faire une action au civil en matière de médicament a un coût énorme. 20 000 euros au minimum pour une durée de dix ans. Il faut beaucoup d'endurance, ce qui n'est pas évident quand on vient de faire un infarctus », fait remarquer Didier Jaubert, avocat franco-américain à Paris et conseil de l'association de Georges Alexandre Imbert. Découragée par ces pesanteurs, l'association embrasse le rêve américain. « À l'époque, aucune décision n'avait interdit à des victimes étrangères de se joindre à des *class action* américaines. Or une règle de droit international dit que le tribunal compétent est celui du domicile du défendeur. C'était un labo américain, une molécule américaine, on a essayé de rejoindre l'action de masse très bien ficelée par un petit clan de deux cents avocats. » Mais la délocalisation a tourné court par peur d'une invasion de victimes étrangères aux États-Unis : « La juge américaine a estimé que les victimes étrangères devaient porter plainte chez elles », conclut maître Jaubert.

Après avoir ravalé sa déception, Erick, qui prend toujours quatre comprimés par jour pour soigner son cœur, lance une procédure au civil. Le juge ordonne une expertise médicale qui a lieu en mai 2012. Quelle déception à la lecture du compte rendu ! Les médecins s'appuient sur des documents administratifs périmés et sur une revue lacunaire et partiale des publications scientifiques. Depuis le retrait du Vioxx, plusieurs études ont confirmé que ce produit augmentait le risque cardio-vasculaire, et ce dès le début du traitement, et même à faible dose. Les experts, eux, prétendent le contraire : « Il n'y a pas de données permettant de penser que cette famille de médicament entraîne plus d'effets indésirables que les anti-inflammatoires. » Autre biais, les médecins font comme si la dangerosité du Vioxx était identique à celle des molécules cousines, ce qui est faux. Cet exposé bâclé se conclut par une sentence fleurant bon le révisionnisme : « Les diverses autorités estiment que le rapport bénéfice/risque de cette catégorie (incluant Vioxx) reste positif et que ces produits peuvent être prescrits dans le respect de leur indication et mode d'emploi. » Les experts ignorent-ils que Vioxx n'est plus commercialisé ? Cela prêterait à rire si le plaignant n'avait envie d'en pleurer.

Au fil des pages, la sympathie des experts pour le labo transparaît. « Les données de pharmacovigilance ont été particulièrement bien gérées par les autorités administratives et bien relayées par les laboratoires MSD auprès des prescripteurs », écrivent-ils. Où puisent-ils leurs compliments, si ce n'est dans leurs propres préjugés ? Au final, la responsabilité du Vioxx est écartée au motif qu'Erick a fumé et présentait un facteur de risque de maladie coronaire. Une décision contestée par son cardiologue : « Il existe indéniablement chez ce patient plusieurs autres facteurs de risque (...). L'adjonction d'un facteur de risque aggravant supplémentaire, telle l'exposition au Vioxx, a pu avec une assez forte probabilité, compte tenu du mécanisme d'action de ce médicament, contribuer au déclenchement de la maladie », écrivent les deux experts dans le rapport consacré à la santé d'Erick.

Les mêmes experts ont examiné cinq victimes potentielles du Vioxx. Où sont passées les deux cents autres qui avaient envoyé leur dossier à l'association de Georges-Alexandre Imbert durant l'automne 2004 ? Certaines demandes d'expertise ont été refusées, mais le plus souvent, les plaignants ont déclaré forfait. « Comme souvent en matière de médicaments, elles ont abandonné par épuisement financier, moral ou physique. En face, les labos et leurs avocats très combatifs font tout pour que la procédure s'enlise », décrit l'avocat franco-américain Didier Jaubert. Pour ceux qui ont décidé de continuer le combat après l'échec américain, la partie est mal engagée. « Chaque fois, mes clients ont eu l'impression d'être regardés de haut, pas écoutés. Comme si les experts avaient une idée préconçue de leurs conclusions », se désole leur avocat, Mathieu Julien Simonet. La lecture des rapports donne l'impression d'un gigantesque copier-coller. Comme celui d'Erick, ils se fondent sur des allégations scientifiques partiales ou périmées et, au final, rejettent tout lien entre la prise du médicament et l'accident cardiaque. « Ils sont tellement mauvais qu'ils sont inexploitables », soupire maître Simonet. Une amertume partagée par son confrère Didier Jaubert : « Comme les juges ne connaissent rien aux questions techniques, quand surgit un problème de responsabilité, ils font appel à des experts. Lesquels, à la fois dépositaires de la science et de la confiance des magistrats, sont de facto tout-puissants. »

Gustave a eu plus de chance que ses camarades d'infortune : le rapport d'expertise sur la maladie de sa femme l'encourage à poursuivre la procédure au tribunal. Est-ce parce que l'évocation du souvenir de Simone, qui, après s'être relevée de son AVC, a succombé à un cancer en 2009, a ému les experts ? Ces derniers ont-ils eu pitié du veuf inconsolé ? Au chapitre doléances du plaignant, il est curieusement écrit : « Son épouse lui manque... » Gustave confirme qu'il a senti vibrer la corde sensible des médecins. « J'ai réussi à les toucher en les ramenant de la technique à l'humain. La vie, c'est trente mille jours entre la naissance et la mort. Pas un de plus. Je sais que rien ne me rendra ma femme, mais je me bats pour décourager ceux qui ont autorisé un tel médicament de recommencer. »

Arcoxia, un anti-inflammatoire de la même famille chimique

Dans son malheur, Gustave a réalisé que le filet de sécurité des médicaments était mité. Après le Mediator, les autorités ont reconnu que des molécules dangereuses circulaient sur le marché européen. Parmi ces produits épinglés par l'Agence française, Arcoxia, le successeur du Vioxx. En avril 2002, alors que le Vioxx essuyait ses premières critiques, son fabricant a introduit au Royaume-Uni cet anti-inflammatoire de la même famille chimique. Le petit-cousin cible lui aussi les douleurs causées par l'arthrose. La législation européenne prévoyant qu'un produit autorisé dans un pays membre l'est automatiquement dans le reste de l'Union, Arcoxia aurait dû débarquer illico dans les pharmacies de l'Hexagone. Sauf que, cette fois, l'Agence française refuse de plier. Le patron, Jean Marimbert, s'assoit tout simplement sur le droit européen. Le laboratoire pourrait attaquer l'État français, il préfère se lancer dans une guerre d'usure pour convaincre. Selon nos informations, MSD a fait un siège musclé de l'Agence. Tous les six mois, le PDG vient en personne plaider la cause de son produit dans le bureau du directeur. Parallèlement, un lobbying intense s'exerce auprès des parlementaires et des membres des cabinets ministériels successifs. Au bout de deux ans et demi, Jean Marimbert finit par s'incliner. Avait-il un autre choix ? Le comité scientifique de l'agence européenne venait de réaffirmer que le bénéfice risque du médicament était positif. Déjà vendu dans plus de soixante-dix pays, Arcoxia débarque en France fin août 2008.

Ce traitement, prescrit à 500 000 personnes en 2011, est-il, comme son cousin, un produit dangereux ? La littérature médicale met en évidence un risque de décès cardio-vasculaires quatre fois plus élevé en prenant ce médicament. Un danger qui n'échappe pas aux autorités américaines : en 2007, la FDA bloque son entrée sur le territoire américain. À la manœuvre, l'épidémiologiste David Graham – l'un des premiers à avoir dénoncé les ravages du Vioxx – démontre que les études cliniques produites par la firme sont biaisées. Merck a comparé son produit avec le diclofenac, un anti-inflammatoire certes plus ancien, mais notoirement dangereux pour le cœur ! Durant ces essais cliniques, les patients ont par ailleurs reçu de l'aspirine, qui, elle, protège contre les crises cardiaques. « C'est un potentiel désastre de santé publique. Clairement, ce médicament tue des gens en Europe, où il est autorisé », martèle David Graham.

Et les autorités françaises ? Que disent-elles de ce médicament refoulé outre-Atlantique mais autorisé en Europe ? C'est selon. D'un côté, la Haute Autorité de santé lui donne une note médiocre et pointe ses défauts : Arcoxia « est associé à un surcroît de décès d'origine cardio-vasculaire », il « ne présente pas d'intérêt de santé publique ». Elle lance même une pique au fabricant : contrairement à ses concurrents, « le laboratoire Merck n'a pas accepté de fournir les données de tolérance non publiées » aux chercheurs qui ont travaillé sur la sécurité d'emploi de toute cette famille médicamenteuse.

D'un autre côté, l'Agence du médicament décide, en juin 2012, au bout de deux ans de commercialisation, de relâcher la surveillance renforcée sur ce médicament. Pour cela, l'institution s'appuie sur un rapport dont la cohérence laisse à désirer. À la lecture, la molécule apparaît tantôt inquiétante pour le cœur, tantôt non. Le texte cite la publication de référence sur la dangerosité de cette famille chimique pour lui faire dire le contraire de ce qu'elle dit, à savoir qu'Arcoxia est la plus dangereuse de toutes les molécules cousines. Volte-face en conclusion : le produit « ne semble pas augmenter significativement le risque d'infarctus du myocarde, mais est associé de manière significative au plus fort taux de mortalité cardio-vasculaire ». Allez comprendre...

Au final, est-ce le petit nombre de décès (deux au total) remontés dans le système de surveillance français des médicaments qui a rassuré les spécialistes ? Ou bien la peur de démêlés judiciaires avec le labo en cas de résistance française dans un domaine où l'Europe est souveraine ? L'autre intérêt de ce rapport incohérent est de montrer la crédulité des experts. À un moment, ceux-ci interrogent le représentant de MSD sur les raisons du refus d'autorisation aux États-Unis. « La FDA demandait des études que le laboratoire a jugé difficilement réalisables. Devant cette incapacité, l'autorisation n'a pas été accordée », répond MSD. D'après le compte rendu, personne n'a mis ce jour-là le labo face à ses contradictions. Les raisons de ce refus, à savoir un risque trop important d'accidents cardiaques et vasculaires, figurent pourtant sur le site de la FDA.

« Arcoxia est un effet indésirable de l'Europe. Comme tous les médicaments de sa famille, il présente des risques cardio-vasculaires mais, en plus, il peut augmenter la pression sanguine artérielle. Un comble quand on sait que les patients potentiels, souffrant d'arthrose, sont souvent âgés et souvent porteurs de maladies cardio-vasculaires », dénonce le pharmacologue toulousain Jean-Louis Montastruc.

Arcoxia a-t-il remplacé Vioxx sur les ordonnances après son retrait ? C'était sans doute l'espoir de l'entreprise, puisqu'elle a demandé pour son nouveau bébé un niveau de remboursement élevé, identique à celui du Celebrex. « J'ai proposé un prix bien plus bas, ce qui a fortement mécontenté MSD et occasionné un nouveau bras de fer », précise Noël Renaudin, qui a mené les négociations avec l'industriel. Autre handicap, un niveau de remboursement relativement bas découlant de la note médiocre accordée par la commission ad hoc. Logiquement, le succès commercial n'est pas au rendez-vous. « L'Agence a eu tort de se braquer dans cette affaire. Le destin du médicament a été compromis par ce retard », estime le professeur Bernard Combes, de Montpellier.

L'entreprise, elle, défend son médicament, dans sa réponse écrite à nos questions : « Arcoxia est une molécule différente de Vioxx. Ses avantages et risques sont décrits en détail dans la notice patients, qui a été approuvée par les autorités compétentes dans les pays concernés. MSD invite les patients et les professionnels de santé à se référer à cette notice pour toute question spécifique à ce médicament. »

L'autopsie américaine du crash médicamenteux

Quelles leçons tirer du Vioxx ? Pour trouver des pistes, il faut explorer la masse de documentation – mails internes et communiqués de presse – collectée par les cabinets d'avocats aux États-Unis, au Canada et en Australie.

Ce drame met d'abord en lumière de contestables méthodes marketing de Merck, dont le point d'orgue a été, en Australie, la création d'une vraie-fausse revue scientifique. Présenté comme indépendant de l'industrie et largement diffusé, l'*Australasian Journal of Bone and Joint Medicine* exhorte de nombreux médecins à promouvoir le nouvel anti-inflammatoire. Plusieurs rhumatologues ont découvert leurs noms associés sans leur permission à cette publication concoctée par la filiale australienne.

La multinationale exerce aussi, à l'échelle planétaire, un activisme judiciaire agressif visant à discréditer les contestataires. En novembre 2003, Joan-Ramon Laporte, un professeur de médecine espagnol, se retrouve poursuivi en justice par MSD Espagne pour avoir dénoncé la « fraude » entourant l'étude VIGOR dans la publication indépendante qu'il dirige.

Mais c'est surtout le peu d'empressement à alerter sur le risque de problème cardiaque qui intrigue. Ces tergiversations impliquent le siège de la multinationale, comme le révèlent les documents internes mis au jour par le Sénat américain, puis lors des procès aux États-Unis. Mais, à en croire les courriers cités dans la procédure judiciaire australienne, ce retard à l'allumage se répercute dans la filiale nationale et possiblement partout dans le monde, y compris en France. Les mails suggèrent que le danger a surgi avant même la commercialisation. Dans ces courriers, le patron du département recherche émet le souhait de voir le risque cardiaque exploré. Mais aucune étude ne prendra jamais ce problème à bras-le-corps.

« Les documents de la société – internes et externes – reflètent simplement le débat continu dans lequel les scientifiques de Merck se sont engagés, comme ils le font pour chaque médicament », estime pour sa part MSD France dans son mail de réponse à notre demande d'interview.

Autre découverte, les résultats de l'essai VIGOR, pourtant inquiétants, ont été insuffisamment pris en compte. Le patron de la division recherche Ed Scolnick reconnaît pourtant que les événements cardio-vasculaires sont « clairement là » : « Comme nous le craignions, c'est lié au mécanisme d'action », écrit-il le 9 mars 2000.

Après la révélation du scandale, des scientifiques ont jeté un œil aiguisé sur cette fameuse étude. Plusieurs biais ont été épinglés : sélection d'une population à faible risque cardio-vasculaire, choix d'une majorité de femmes, moins sujettes à ce genre de maladies. Au-delà de ces petites défaillances familières aux concepteurs d'essais cliniques industriels, une découverte pour le moins troublante : trois infarctus sous Vioxx ont tout simplement été exclus du protocole expérimental.

Les commerciaux sont chargés de porter une parole rassurante dans les cabinets médicaux. Ainsi, lorsque la FDA ordonne à Merck, en février 2001, d'alerter les médecins, le labo traîne les pieds. Il conseille, par exemple, à ses 3 000 VRP américains de couper court aux polémiques cardiaques sur le mode : « Je ne peux pas débattre de l'étude avec vous. » Une brochure publicitaire optimiste est largement utilisée par les délégués : on peut y lire que le Vioxx est huit fois plus sûr que les autres anti-inflammatoires.

Clef de voûte de la stratégie du laboratoire, la théorie biaisée du naproxène – ou comment renverser le problème en mettant en avant sans preuve les bienfaits supposés d'un vieil anti-inflammatoire – a été en réalité élaborée bien avant le dévoilement des résultats de VIGOR. Les filiales l'exportent à travers le monde. En revanche, personne ne relaie les inquiétudes de quelques conseillers scientifiques du labo et chercheurs de renom peu convaincus par cette thèse. Un mail dubitatif du chef de la recherche de Merck au PDG ne trouve aucun écho. Il commence par : « Il n'y a aucun moyen de prouver (...) que toute la différence entre le Vioxx et le Naproxène est due aux bénéfices du

Naproxène. » Avant de marteler, en lettres capitales : « C'EST IMPOSSIBLE À PROUVER, C'EST IMPOSSIBLE À SAVOIR AVEC CERTITUDE. »

Vers une meilleure réparation des accidents médicamenteux ?

Après l'autopsie du crash sanitaire au Sénat et à la Chambre des représentants, la FDA américaine s'est réformée. En Europe, où les victimes du Vioxx se sont volatilisées, aucune leçon n'a été tirée. L'agence européenne a fait le service minimum en reconnaissant, dans une nouvelle évaluation rendue publique en avril 2005, que l'augmentation du risque cardio-vasculaire concernait toutes les molécules de la famille du Vioxx.

Même dissonance franco-américaine dans le volet judiciaire de cette histoire. Alors que des indemnisations ont été accordées aux États-Unis, via l'accord passé avec l'industriel, les victimes françaises sont, elles, engluées dans la procédure. Une deuxième ombre plane sur ce dossier : la prescription. En matière de médicaments défectueux, deux pistes s'offrent aux juristes. « La plus simple est fermée depuis longtemps car il faut agir dans les trois ans », regrette maître Simonet.

L'avocat des cœurs brisés du Vioxx explore une deuxième voie, bien plus ardue : « Il faut démontrer l'existence d'une faute du laboratoire au stade de la fabrication, de la commercialisation, du suivi, de l'information. Et nous avons du mal à apporter ces preuves », admet-il. Dans ce genre de recours, le délai de prescription expire au bout de dix ans. « Or le triste anniversaire du retrait du Vioxx approche », poursuit maître Simonet.

En attendant la fin du compte à rebours, les plaignants guettent l'ouverture d'une nouvelle fenêtre juridique. La ministre de la Santé Marisol Touraine et surtout le député socialiste et médecin Gérard Bapt, qui se bat pour une meilleure indemnisation des accidents médicamenteux, entendent créer une action de groupe en matière de santé, sur le modèle des « *mass actions* » américaines. Une mesure réclamée depuis des lustres par les associations de victimes. « Les plaignants se regroupent, le caractère défectueux du médicament est préalablement établi, mais les dossiers sont examinés séparément, en fonction du préjudice particulier subi par chaque personne, devant une juridiction spécialisée », relate maître Jaubert.

Erick a découvert dans son exil canadien l'importance du cadre légal. Sans épouvantail, les laboratoires rechignent à indemniser. Quand il sent sa combativité faiblir, il repense aux postes prometteurs qui lui ont échappé, aux mois de chômage, aux complications apparues quatre ans après l'accident, à la crainte incessante d'être fauché par un nouveau malaise. « Je suis un blessé à vie. Ma liberté de mouvement est entravée. Je ne peux rien improviser, rien laisser au hasard. Je suis accroché à mes cachets matin et soir. »

En sortant de chez lui, Gustave bute sur le cimetière où repose Simone. Pas besoin de traverser la rue pour mesurer le poids du manque : « La maison est trop grande depuis qu'elle n'est plus là. » C'est un cancer qui l'a emportée, pas le Vioxx. Mais l'accident a mis fin à leur retraite heureuse. Entre-temps, Simone a dû réapprendre la parole. En souvenir de ces mois gâchés, de sa main tremblante, en mémoire d'une femme qui ne se plaignait jamais, Gustave rêve de briser l'omerta sur les « blessés des médicaments » ces « cœurs cassés » dont on ne parle pas : « En Amérique, les gens ont obtenu réparation.

Chez nous, rien. Ça ne marche pas sans le poids du groupe. Une nouvelle loi encouragerait les industriels à mieux tester leurs produits. Sans ce garde-fou, c'est du commerce pur. »

Un vrai-faux miracle

Ces trois-là en ont tellement bavé ensemble que leur « je » s'est évanoui. « On est allés à l'hôpital, puis en rééducation », raconte la fille. « On a été bien pris en charge », dit la mère. « On se mettait au soleil avec le fauteuil roulant », complète le père. « On ne sait pas de quoi demain sera fait », soupirent-ils en trio, soudés par la peine et la peur.

Un trio en enfer

Ce jour de novembre 2013, Océane Bourguignon prend son courage à deux mains pour venir raconter son calvaire. Dans le bureau de son avocat, à Bordeaux, la jeune Landaise hésite : pleurs, pâle sourire, nouvelles larmes. Quand elle flanche, son père, Jean-Jacques, corrige l'argumentation et sa mère, Yvelyne, rectifie la chronologie. « À quinze ans, Océane était une gamine qui fonçait, toujours souriante, jamais malade », murmure-t-elle.

Pour obtenir le certificat médical exigé par son prof de hip-hop, l'ado passe une tête chez la généraliste. Avec le sésame pour le cours de danse, une ordonnance de Gardasil. Quinze jours après la première piqûre administrée le 11 octobre 2010, Océane Bourguignon ressent des fourmillements bizarres dans les bras. En classe, son stylo lui échappe. Ses parents mettent le malaise sur le compte des bouleversements de l'adolescence. Mais, en février et mars 2011, la foudre s'abat sur la famille. Vomissements, vertiges, état comateux puis paralysie des membres, difficultés à marcher… « Elle a subi deux attaques, c'était très violent », témoigne son père.

L'adolescente atterrit sur un lit d'hôpital à Dax. « C'est grave », disent les spécialistes, qui hésitent : sclérose en plaques ou encéphalomyélite aiguë disséminée, deux maladies du système nerveux central. L'équipe médicale suggère un lien avec le Gardasil (la deuxième injection date du 13 décembre 2010) et signale l'accident aux autorités sanitaires.

Après une hospitalisation à Bordeaux, de lourds traitements et une éprouvante rééducation, Jean-Jacques et Yvelyne Bourguignon récupèrent leur fille en juin 2011. Envolé l'éternel sourire, Océane est clouée dans un fauteuil roulant, loin de ses copines et de l'école. « J'ai arrêté de travailler pour m'occuper d'elle, la laver, la faire manger », souffle sa mère.

Au beau milieu des vacances d'été, il faut reprendre le chemin de l'hôpital. Cette fois, la jeune fille ne voit plus, n'entend plus, ne marche plus. Une nouvelle attaque, plus forte, a démarré. Pas de rentrée au lycée hôtelier, comme elle l'avait rêvé, mais, une fois que les médicaments ont stoppé le processus, des jours de claustration chez elle.

Après un long chemin, Océane Bourguignon a fini par se rétablir partiellement à l'été 2012. Plus de fauteuil roulant, mais toujours une sensation d'épuisement et un lourd traitement. De quel mal souffre-t-elle ? L'incertitude persiste. « Soit c'est une sclérose en plaques, une maladie à vie, évolutive. Soit c'est une encéphalomyélite, qui se gère mieux », précise son père. « J'ai tout le temps peur d'avoir une nouvelle attaque », explique la jeune fille.

Une plainte contre le vaccin

Tandis qu'Yveline Bourguignon s'occupait de la santé de sa fille, son mari a cherché à en savoir plus. Et si, comme l'ont suggéré des médecins, le vaccin était responsable de la maladie ? Jean-Jacques Bourguignon a constitué un dossier complet de demande d'indemnisation. La décision – positive – est tombée en septembre 2013. Pour la première fois en France, la commission de conciliation et d'indemnisation des accidents médicaux (CCI) de Bordeaux reconnaît « un lien de causalité » entre le « vaccin et la survenue d'une réaction inflammatoire aiguë ». Toutefois, selon les experts, cette « cascade inflammatoire post-vaccinale » a eu lieu en terrain favorable, une « vulnérabilité génétique ». D'où une limitation de l'indemnisation à 50 %. « On a dit qu'il y avait une fragilité dans la famille en se basant sur un fait banal : je suis diabétique depuis l'âge de cinquante ans », décrypte Jean-Jacques Bourguignon. Une prudence que ne discute pas son avocat Jean-Christophe Coubris, par ailleurs conseil de nombreuses victimes du Mediator et de la Bordelaise Marion Larat, dont la plainte a donné l'alerte sur les dangers vasculaires et veineux des pilules de dernière génération.

Le 22 novembre 2013, forte de la décision bordelaise, Océane Bourguignon a porté plainte pour « atteinte involontaire à l'intégrité de la personne humaine » contre Sanofi Pasteur MSD. Cette coentreprise formée par la filiale européenne de Merck et la division vaccins du géant français Sanofi commercialise le produit. Dominique

Maraninchi, le directeur général de l'Agence du médicament, est également visé. « Le Gardasil a eu des conséquences dramatiques pour ma cliente. Ces effets secondaires rares qui ne figurent même pas sur la notice sont totalement niés par l'industriel et les autorités de santé. Il faut briser ce double déni », plaide maître Coubris.

Sitôt rendus publics le dépôt de plainte d'Océane et la décision d'indemnisation, Sanofi Pasteur MSD a riposté. « Nous sommes très surpris par cette action judiciaire. Nous avons toute confiance en notre vaccin. Son profil de sécurité est favorable. Cette décision, fondée sur une simple coïncidence temporelle, ne reconnaît pas l'imputabilité directe du Gardasil. Il n'y a pas de preuve scientifique en faveur de l'incrimination », confie Christèle Chave, responsable de la communication du laboratoire. La porte-parole rejette tout lien de cause à effet entre les troubles et le vaccin : « Les agences sanitaires du monde entier reconnaissent les bénéfices du Gardasil. La littérature médicale atteste son efficacité. Il ne faut pas se laisser guider par l'émotion. »

Déferlement d'émotion pour justifier l'injustifiable hasard d'une maladie grave touchant une adolescente ou nouveau dévoilement d'un problème sanitaire ? Avant de risquer la moindre hypothèse sur la dangerosité du Gardasil, il faut retracer l'histoire de ce vaccin vedette qui a généré près de 1,2 milliard d'euros de ventes en 2012, un chiffre en hausse de 35 % par rapport à l'année précédente.

Présenté comme une innovation majeure à grand renfort de marketing, porté aux nues par des leaders d'opinion de la gynécologie, il a vu son efficacité contestée par une partie du corps médical. Cette contre-publicité n'a pas empêché les autorités sanitaires de le défendre à maintes reprises. En sept ans, 136 millions de doses de ce produit ont déjà été écoulées dans le monde.

Le cancer du col de l'utérus tue mille femmes par an

Comme Océane Bourguignon, quelques dizaines de jeunes filles atteintes de scléroses en plaques ou de myofasciites à macrophages (maladie auto-immune neuromusculaire) mettent ce vaccin en accusation. Mais, de blogs en pages Facebook, leurs doléances se sont longtemps perdues dans le grand bazar numérique. L'Agence européenne du médicament et son homologue en France ont martelé qu'il n'existe aucun danger. Pourquoi a-t-il fallu un dépôt de plainte pour voir débattre publiquement des risques du Gardasil ? « En contestant sa sécurité, on prête le flanc à l'accusation de relayer les thèses dangereuses des ligues antivaccinales et de faire, sans le vouloir, du tort à des vaccins vraiment utiles », avance le gynécologue suisse Jean-Pierre Spinosa, un des opposants les plus sévères du Gardasil. Ces derniers préfèrent mettre en avant une autre question : celle de son efficacité.

Été 2007. Un chœur de femmes envahit les écrans. Des mères et des filles unies dans une même inquiétude. « À l'origine du cancer du col de l'utérus », lance une ado, « il y a un virus », répond une femme plus âgée. « Le papillomavirus », poursuit une autre adulte, « qui peut toucher la plupart d'entre nous », précisent deux jeunes filles. « Mais des moyens de prévention existent pour éviter ce cancer », ajoute une autre. « Parlez-en à votre médecin », « C'est important. »

Le vaccin est l'exception qui confirme la règle dans un pays où la publicité pour les médicaments sur prescription médicale est bannie. Grâce aux écrans de télé, la France découvre un mal jusqu'alors au second plan : le cancer du col de l'utérus, qui frappe chaque année 3 000 femmes et cause environ 1 000 décès. Bien moins fréquent que celui du sein (55 000 personnes concernées), c'est le quinzième cancer le plus meurtrier dans la population féminine. Un drame pour celles qu'il frappe, mais pas un fléau de santé publique dans notre pays.

Comme l'expliquait le spot télé, il est provoqué par vingt membres d'une famille nombreuse de virus, « les papillomavirus » ou HPV (acronyme de Human papillomavirus). Très répandus et le plus souvent bénins, ils se transmettent à la faveur d'une pénétration ou de simples jeux sexuels. Ils favorisent le développement d'infections sexuellement transmissibles très courantes, qui, le plus souvent, passent inaperçues et régressent d'elles-mêmes, balayées par le système immunitaire. Au cours de leur vie, 70 % des femmes sont infectées. Mais il arrive que des lésions précancéreuses apparaissent. Neuf fois sur dix, elles régressent d'elles-mêmes. Parfois, il faut les soigner. Si rien n'est fait, au bout de quinze ans, un cancer invasif peut coloniser cette zone frontière entre l'utérus et le vagin.

Depuis les années quatre-vingt-dix, une mesure de prévention, couplée à l'utilisation du préservatif – rempart utile mais partiel contre cette infection sexuellement transmissible –, a permis de faire reculer la maladie : la pratique régulière du frottis, conseillée entre vingt-cinq et soixante-cinq ans. En cas de résultat anormal, un contrôle est effectué six mois plus tard suivi d'autres tests si le problème persiste. Ce qui est rare : moins de 1 % des infections évoluent vers un cancer !

Surtout lorsque le problème est pris en charge assez tôt. Pour cela, les pouvoirs publics de certains pays européens ont mis en place un dépistage organisé de ce cancer à évolution lente, comme en Scandinavie, où une régression de

80 % a été enregistrée. En France, aucune coordination nationale, l'initiative du frottis est laissée à la femme, au généraliste ou au gynécologue. Cette inorganisation nuit gravement à la santé : moins de 60 % des femmes en âge d'être suivies font ce test régulièrement. Certaines multiplient inutilement les contrôles tandis que d'autres, souvent issues de milieux modestes, sans véritable accès à l'information médicale, échappent à la surveillance.

« Le premier vaccin anticancer »

Genève, 1999. « Premier vaccin contre le cancer du col de l'utérus : le rêve devient réalité ». En cette fin février, l'Organisation mondiale de la santé organise une réunion à l'intitulé prometteur pour présenter les trouvailles de deux équipes de chercheurs américains, l'une issue du public, l'autre travaillant pour une société de biotechnologies. Les essais préliminaires sont encourageants : après injection du candidat vaccin, le taux d'anticorps grimpe, sans effets secondaires graves.

Sept ans plus tard, le rêve devient réalité. Entre-temps, la multinationale Merck, appelée MSD hors Amérique du Nord, a racheté le brevet du produit. Elle le commercialisera en Europe en association avec le spécialiste français du vaccin, Sanofi Pasteur, avec lequel elle a noué un accord commercial. La coentreprise Sanofi Pasteur MSD, qui détient un tiers du marché du vaccin en Europe, devra affronter la concurrence du Cervarix, fabriqué par GSK, autre poids lourd mondial.

« Des vaccins plus forts que le cancer du col de l'utérus ». « L'efficacité d'un vaccin dans la prévention du cancer du col de l'utérus vient d'être démontrée ». « Première vaccination anticancer pour les femmes ». Mieux qu'une pub, les journaux les plus sérieux attisent le désir en promettant une innovation médicale majeure.

Au mois d'avril 2006, le probable pas de géant contre le cancer est également au centre du congrès Eurogin qui se tient à Paris. Il y a une vingtaine d'années que les plus grands spécialistes des papillomavirus, gynécologues, dermatologues, biologistes ou cancérologues participent à cette manifestation pluridisciplinaire. Devant un parterre de 1 800 médecins et chercheurs venus du monde entier, le docteur Joseph Monsonego, président du congrès et maître de cérémonie, promet une vraie révolution médicale : « L'efficacité démontrée des vaccins préventifs anti-HPV et le lancement de ces produits dans les prochains mois ouvrent une ère d'espoir pour les professionnels et les femmes. »

L'enthousiasme de ce gynécologue est contagieux : il irrigue nombre d'articles parus dans la presse. « Testés chez plus de 40 000 femmes, les effets de ces vaccins sont remarquables. Ils induisent une protection proche de 100 %, et le taux d'anticorps se maintient avec un recul de cinq ans », vante-t-il. À l'époque, nul ne songe à pointer ses liens étroits avec l'industrie. Lui n'en fait pas toujours publiquement état.

Ce médecin réputé a pourtant coordonné les essais cliniques du Gardasil et de son concurrent Cervarix en France. Autre preuve de son rôle clef, il siège au comité de pilotage de MSD et au conseil scientifique de Sanofi. Deux informations importantes rapportées par la revue médicale *Vaccine*, au bas d'un de ses articles scientifiques, comme il est d'usage dans ce genre de publications. Quant à son congrès Eurogin, le grand raout international sur les virus HPV, il bénéficie entre autres d'un financement de la coentreprise Sanofi Pasteur MSD. Cette dernière rémunère également son épouse, Messody Monsonego, qui se charge de l'organisation pratique de la manifestation via Eurovir, une société unipersonnelle à responsabilité limitée.

La proximité du gynécologue avec l'industrie pharmaceutique ne passe pas inaperçue dans la communauté médicale. Certains choisissent de boycotter un congrès trop orienté. « À ses débuts, Eurogin présentait un réel intérêt scientifique. J'ai cessé d'y aller quand l'entreprise est devenue mercantile, inféodée aux labos », tacle aujourd'hui un ponte de la gynécologie. Ému qu'on puisse questionner son indépendance d'esprit, Joseph Monsonego explique : « Depuis vingt-cinq ans, en tant que médecin soignant des patientes confrontées à des précancers ou à des cancers, mon cheval de bataille a toujours été l'amélioration du dépistage pour faire reculer une maladie d'autant plus grave qu'elle touche des femmes jeunes. Mais, en France, l'organisation du frottis a dû mal à se mettre en place, il est laissé à l'initiative individuelle. C'est pour cela que j'ai accepté de participer à l'aventure des vaccins qui sont tous deux très efficaces comme outils de prévention complémentaires du dépistage. Lorsque je suis interrogé dans les médias en tant que spécialiste des pathologies induites par les HPV, je ne cite jamais un produit en particulier pour ne pas m'associer à une démarche commerciale. D'ailleurs, je ne vois que des malades, je ne prescris aucun vaccin. Depuis quelque temps, par souci éthique, je décline mes conflits d'intérêt de manière systématique dans les médias généralistes comme je l'ai toujours fait dans toutes les publications scientifiques internationales. C'est une obligation. Tous les journalistes ne pensent pas à me le demander mais j'insiste pour que mes liens avec l'industrie soient mentionnés. Je ne veux pas qu'on vienne suspecter quoi que ce soit. Je m'inquiète qu'en France, on veuille museler les experts, souvent les meilleurs, qui travaillent avec l'industrie. » Le médecin précise que sa manifestation

Eurogin a « plusieurs partenaires » (financeurs) et notamment des fabricants de tests diagnostic. « Il peut aussi y avoir des gens de la vaccination. »

L'indépendance des experts contestée

Septembre 2006, l'Agence européenne du médicament autorise le vaccin. Enclenchée en décembre 2005, la demande de Sanofi Pasteur MSD a été traitée en un temps record. Une sorte de prime à l'innovation, comme aux États-Unis, où la FDA a également pressé le pas. Deux hommes ont exploré le dossier du Gardasil pour le soumettre, durant l'été 2006, à leurs collègues du conseil scientifique européen : un Suédois et le vice-président de cette instance, le Français Éric Abadie, qui en prendra la tête en 2007. Après la révélation du scandale du Mediator, la proximité professionnelle de son épouse avec le groupe Servier a été soulevée.

Aujourd'hui mis en examen pour « prise illégale d'intérêt » dans ce dossier mais présumé innocent, Éric Abadie a travaillé durant huit ans pour le Syndicat national de l'industrie pharmaceutique, au début des années quatre-vingt-dix. Une collaboration mentionnée lors de son audition par la mission d'information du Sénat sur le Mediator. Ce jour-là, le sénateur François Autain a ironisé : « Vous avez reçu une distinction de la DIA [Drug Information Association, une association d'industriels et de régulateurs] pour "services exceptionnels" rendus à l'industrie pharmaceutique. »

Doutant de l'indépendance de cet expert clef de l'Europe du médicament, la députée européenne Michèle Rivasi a demandé, en mai 2012, à la Commission européenne de « lancer une procédure d'abus de confiance » envers son ancien expert et de « procéder à la révision complète des productions scientifiques » adoptées sous sa présidence. Au Sénat, Éric Abadie, devenu consultant pour l'industrie pharmaceutique, a rejeté toute bienveillance particulière à l'égard des laboratoires pharmaceutiques.

En 2006, pour donner le feu vert au Gardasil, les experts européens n'ont pas examiné la totalité du dossier, incomplet à l'époque, mais les résultats préliminaires de deux études cliniques, dites Future I et Future II, portant sur environ 18 000 femmes âgées de seize à vingt-six ans. Sans parler d'un « vaccin anticancer », la synthèse de leurs travaux indique qu'il prévient certaines lésions du col de l'utérus causées par deux papillomavirus, les HPV 16 et 18, et aussi un problème plus bénin, les verrues génitales dues à deux autres HPV, non cancérigènes ceux-là, les 6 et 11.

Quelle est l'efficacité sur les lésions précancéreuses ? De 44 à 100 %, en fonction du profil de femmes examiné. Quel bénéfice pour la population ? « Prometteur », répond l'Agence, qui nuance : seule une analyse de long terme pourra donner « une estimation plus fine de l'impact du vaccin anti-HPV sur la santé publique ».

Deuxième nuance : le produit ne cible que les HPV 16 et 18, deux parmi la vingtaine de virus de cette famille susceptibles d'entraîner un cancer. « Un grand nombre de maladies sont causées par des souches qui ne sont pas incluses dans le vaccin anti-HPV », avertissent les experts européens. De même, la durée d'immunisation et la question d'un éventuel rappel de vaccination restent en suspens.

Le comité scientifique européen juge le produit sûr. Avec un bémol – également exprimé par la FDA, le gendarme américain du médicament : l'incidence de certaines lésions dues à des virus non ciblés par le vaccin a augmenté de 5,5 % parmi les femmes vaccinées. Certains autres virus pourraient-ils truster le vide laissé par ceux éliminés ? L'Europe recommande de creuser cette question.

À l'automne 2006, la presse française continue de jouer les VRP du nouveau produit de Sanofi Pasteur MSD. « La mise sur le marché du Gardasil, le premier vaccin contre le cancer du col de l'utérus, est un événement de première importance », écrit par exemple *Le Figaro* début octobre. Le laboratoire aurait-il diffusé une communication ambiguë ? Les journalistes ont-ils compris de travers ?

Pendant ce temps, le futur best-seller chemine à travers le labyrinthe administratif français, un parcours encore plus complexe que pour un médicament. Dans le domaine du vaccin, l'autorisation de mise sur le marché européenne n'est qu'un point de départ, une expertise nationale devant confirmer l'efficacité du produit. En théorie, deux instances pilotent la politique vaccinale : le Haut Conseil de la santé publique[1], nommé par le ministre de la Santé et placé sous son autorité directe ; et la commission de la transparence de la Haute Autorité de santé. En pratique, le premier organisme détient l'essentiel du pouvoir. C'est lui qui décide si tel nouveau vaccin doit être un outil de santé publique. Dans ce cas, le produit est inscrit au calendrier vaccinal, une promesse de succès commercial, l'assurance d'un bon remboursement par la Sécurité sociale.

Virologue au CHU de Clermont-Ferrand, la professeure Hélène Peigue-Lafeuille a dirigé le groupe de travail chargé par le Haut Conseil de la santé publique d'étudier le Gardasil. Au bout de quatorze mois de réflexion, en mars 2007, les experts adoubent le vaccin. « C'était logique : il est efficace, sans effets secondaires, et fait baisser le nombre de lésions précancéreuses », souligne-t-elle.

1. Il porte à l'époque le nom de Conseil supérieur d'hygiène publique de France.

Quid du cancer ? « La presse a parlé d'un vaccin anti-cancer. C'était irresponsable. »

Sans être un produit miracle, le Gardasil constitue à ses yeux un excellent outil de prévention, mais en complément du frottis : « Le vaccin laisse de côté 30 % des virus susceptibles de causer un cancer. Donc, même si toutes les jeunes filles se faisaient vacciner, elles ne seraient protégées que contre 70 % des cancers du col. Seul le frottis permet de se protéger efficacement des conséquences des lésions induites par les HPV. »

Très vite, un médecin, Philippe de Chazournes, généraliste à La Réunion et président de l'association Méd'Océan, a commencé à mettre en doute l'indépendance des experts. Invité à exposer son point de vue à l'Assemblée nationale en 2011 par le député socialiste Gérard Bapt, très attentif au dossier du Gardasil, le praticien se défend d'être « un anti-vaccins ». Mais, parce qu'il ne savait que répondre aux mères qui se précipitaient dans son cabinet affolées après avoir vu les pubs à la télé, il a mené une enquête sur le produit. Ses conclusions ? « L'industrie pharmaceutique a donné à tort le sentiment d'une urgence sanitaire. Elle s'est appuyée sur un marketing sans faille, mais aussi sur des scientifiques empêtrés dans des conflits d'intérêts majeurs : payés par le laboratoire de manière directe ou indirecte, ils sont à la fois juge et partie », résume-t-il, lapidaire.

Les experts scientifiques du groupe de travail réunis autour d'Hélène Peigue-Lafeuille ont-ils statué en toute indépendance ? « Les membres du groupe ont tous déclaré et signé l'absence de conflits d'intérêts », proclame leur avis, positif, de mars 2007. Pas si sûr : si la présidente n'entretient pas de lien avec l'industrie, ce n'est pas le cas de tous les membres du groupe… Trois d'entre eux mènent alors des études pour Sanofi Pasteur MSD, sans toutefois être rémunérés personnellement, apprend-on sur

Internet, où sont publiées leurs déclarations publiques de liens d'intérêt. En 2008, un quatrième se verra même bombardé investigateur principal d'une étude post-commercialisation sur le Gardasil. Il se met par ailleurs à effectuer des interventions rémunérées pour le laboratoire.

Par la suite, les scientifiques du Haut Conseil de la santé publique ont plusieurs fois actualisé le dossier du Gardasil, notamment à la demande du ministre de la Santé Xavier Bertrand. Leurs conclusions, également favorables, sont elles aussi sujettes à contestation : plusieurs experts ont des liens avec Sanofi Pasteur ou MSD. Daniel Floret, président du comité technique des vaccinations à partir de la mi-2007, travaille avec Sanofi Pasteur ou MSD sur la coqueluche, la varicelle et le pneumocoque. « Tous nos liens d'intérêts sont désormais rendus publics. Quand j'ai pris la présidence de cette instance en 2007, j'ai fait le ménage parmi les scientifiques », balaie le professeur Floret. Grand nettoyage de printemps ou simple dépoussiérage ? « Nous faisons la distinction entre les conflits majeurs et les conflits mineurs. Les premiers empêchent les gens de prendre part aux votes. Les seconds – éloignés dans le temps ou sans rémunération personnelle – sont tolérés », ajoute Daniel Floret.

Une indépendance toute relative, comme l'a souligné la Cour des comptes dans un rapport publié début 2013 : « Cette doctrine pragmatique (...) paraît cependant peu compatible avec le Code de la santé publique (...). L'importance des intérêts en jeu en matière de vaccin exige qu'une vigilance toute particulière soit accordée à cette question. »

Le dossier du Gardasil a-t-il été examiné la tête froide ? « Les experts de premier plan travaillent forcément avec les labos, ce ne sont pas des conflits d'intérêts », s'agace Hélène Peigue-Lafeuille. « Leur décision de départ était biaisée. Les suivantes ne sont pas plus indépendantes », estime au contraire le généraliste Philippe de Chazournes. Pour Gilles Bouvenot, le patron de la commission de la transparence de la Haute Autorité de santé, « l'Agence du médicament et la Haute Autorité de santé respectent désormais de strictes règles de gestion des conflits d'intérêts » : « En matière de vaccin, on aimerait être sûr qu'il en va de même pour les experts du comité technique des vaccinations, qui sont les conseillers directs du ministre. »

Arrivée sur le marché

Liens étroits avec les experts de la vaccination, entretien d'un buzz positif dans la presse, organisation d'un congrès de promotion... Porté par une campagne marketing d'une ampleur inédite en France, le vaccin fait, le 23 novembre 2006, son arrivée en pharmacie. Dès ce moment, alors même que les experts n'ont pas encore statué sur son efficacité ni sur l'opportunité d'une prise en charge par l'assurance maladie, il devient un enjeu politique. Ainsi, le 28 novembre, sa promotion est faite à l'Assemblée nationale. Lors des questions au gouvernement, moment le plus théâtral de la vie parlementaire, Maryvonne Briot, alors députée UMP, salue l'arrivée « du premier vaccin pouvant prévenir le cancer du col de l'utérus », « une avancée considérable ». L'élue interroge Xavier Bertrand, ministre de la Santé et ténor du même parti : « Ce vaccin a été commercialisé par le laboratoire avant d'être remboursé par l'assurance maladie. Pouvez-vous nous expliquer pourquoi et nous dire vos intentions concernant un éventuel remboursement ? » Tous ses collègues de l'UMP applaudissent. La question d'actualité a peut-être été directement soufflée par la firme, comme cela arrive parfois au Parlement, où les grands industriels savent défendre leurs intérêts. À moins qu'elle n'ait été inspirée par un Xavier Bertrand soucieux de montrer son engagement en faveur de la santé publique ? Ce jour-là, le ministre affirme que « l'efficacité de ce vaccin est avérée » et que « les innovations médicales doivent bénéficier au plus grand nombre », mais botte en touche sur la question du remboursement.

Début février 2007, changement de ton. Xavier Bertrand promet le remboursement du Gardasil avant la fin du mois de juin. Pourquoi un tel empressement, alors que les experts ne se sont pas encore exprimés ? Avec la campagne présidentielle qui s'amorce, celui qui vient d'être bombardé porte-parole du candidat UMP Nicolas Sarkozy souhaite démontrer l'intérêt de son parti pour les questions de santé. Cette précipitation sera interprétée par les opposants au vaccin comme le signe d'une proximité entre le plus haut niveau de l'État et Sanofi Pasteur MSD. « Personne n'aurait compris qu'on ne rende pas accessible un vaccin préventif au plus grand nombre », assène aujourd'hui Xavier Bertrand.

« Un peu surpris » par l'annonce prématurée du ministre, Gilles Bouvenot estime cependant que Xavier Bertrand n'a pas outrepassé son rôle : « Le ministre de la Santé est obligé de consulter les experts, mais la décision finale du remboursement lui appartient. En général, nos avis sont suivis. Son intention était certainement de montrer qu'il se mobilisait pour la santé des femmes. Un politique ne peut pas rester neutre. » Même indulgence de la part d'Hélène Peigue-Lafeuille, la présidente du groupe de travail sur le vaccin : « On ne peut pas empêcher un ministre de faire de la politique. » « C'est la seule fois que c'est arrivé depuis que je suis à la tête du comité des vaccinations. Cela ne nous a pas plu, mais il faut se remettre dans le contexte de l'époque : Chirac lançait son deuxième plan cancer, le vaccin anti-HPV en était un des éléments phares. Nous n'avons eu à subir aucune pression politique pour favoriser ce vaccin », explique

Daniel Floret. Tous trois affirment que l'intense campagne de promotion n'a pas pesé sur leurs décisions.

Une réunion des ministres de la Santé européens

Xavier Bertrand et Roselyne Bachelot, les deux ministres de la Santé qui se sont succédé au moment où était traité le dossier du Gardasil, ont-ils eu à subir un fort lobbying industriel ? « Il n'y a pas eu de pressions. J'ai pris ma décision en toute indépendance, dans le seul intérêt des femmes », soutient Xavier Bertrand. « Je n'ai reçu aucune visite, aucune demande en ce sens. Tout était réglé quand je suis arrivé au ministère de la Santé », répond fin novembre 2013 Roselyne Bachelot.

Plusieurs indices suggèrent pourtant qu'une forte pression a pesé sur les gouvernements de toute l'Europe. À tel point que, selon nos informations, une réunion informelle du Conseil européen des ministres de la Santé de l'Union a planché sur le Gardasil. Ce que confirme Xavier Bertrand, à l'époque ministre de la Santé : « Je n'y ai pas participé personnellement pour des raisons d'emploi du temps mais le sujet de la vaccination contre le papillomavirus a vraisemblablement été abordé à Bruxelles. En 2006, l'Autriche présidait le Conseil de l'Union européenne. Ce dont je me souviens, c'est que le sujet de la santé des femmes était une des priorités de Maria Rauch-Kalat, la ministre autrichienne de la Santé. Et que plusieurs États membres, à commencer par l'Autriche et l'Allemagne, étaient en effet opposés à la généralisation de cette vaccination pour des raisons de coût de la prise en charge. »

À l'époque vice-ministre de la Santé en Espagne, le socialiste Pepe Martinez Olmos a participé à cette rencontre.

« Avec la majorité des pays membres, nous avons discuté des exigences de la compagnie pharmaceutique qui souhaitait étendre la vaccination dans la population. Des exigences qui n'étaient pas bien reçues par les États. C'était l'avis général de tous les intervenants. » Aujourd'hui député du Parti socialiste, il maintient que la décision prise de rembourser le vaccin en Espagne était la bonne et martèle : « Mon gouvernement n'a été sensible aux pressions d'aucun lobby. »

Ce ne fut pas le cas des autorités roumaines. Un télégramme rédigé par la numéro deux de l'ambassade américaine à Bucarest et révélé par WikiLeaks dévoile à quel point Gardasil constituait, aux yeux des États-Unis, un enjeu économique majeur, donc politique. Ou comment la première puissance mondiale exerce une diplomatie secrète du médicament pour soutenir un de ses géants industriels. Le 8 décembre 2008, la diplomate Jeri Guthrie-Corn, auteure de ce câble classé sensible, raconte l'intense campagne de lobbying menée par MSD auprès du gouvernement roumain : « MSD a activement poussé ce projet depuis mai 2008. À ce moment-là, l'entreprise a invité l'ex-ministre des Affaires étrangères Madeleine Albright en Roumanie pour convaincre les autorités d'établir une campagne de vaccination. Ses rendez-vous avec le gouvernement roumain ont été couronnés de succès et le ministère de la Santé a annoncé en juillet qu'il lancerait à l'automne une campagne de vaccination pour couvrir toutes les filles âgées de dix ou onze ans dans ce pays. L'ambassade a été très engagée dans ce projet à plusieurs occasions : elle a aidé à organiser la visite d'Albright, elle a soutenu son message auprès de responsables du ministère de la Santé, elle a encouragé la ministre à s'engager à signer le contrat d'une manière juste et transparente. »

La Roumanie n'a pas été ciblée au hasard : c'est le pays d'Europe dans lequel le cancer du col fait le plus de ravages. L'industriel le considère comme une porte d'entrée sur le continent. Selon la diplomate, MSD et son concurrent GSK « avaient espéré que l'accord du gouvernement roumain visant à fournir le vaccin gratuitement pourrait servir de précédent et encourager d'autres pays européens à imiter Bucarest ».

Pour le gouvernement roumain aussi, l'enjeu est politique. Les élections législatives ont lieu fin novembre 2008, les autorités veulent entamer la vaccination avant cette date afin de faire « la démonstration d'un engagement politique en faveur de la santé ». Mais une polémique sur la sécurité du produit secoue les médias et une écrasante majorité de parents refusent que leurs filles soient vaccinées. La faute, selon Jeri Guthrie Corn, aux autorités roumaines qui n'ont pas donné d'« informations claires et cohérentes » sur le vaccin, qui « n'ont pas préparé le terrain de manière adéquate », qui ont refusé de rendre la vaccination « obligatoire », comme le suggérait le laboratoire, et qui gardent un « silence » coupable face aux critiques médiatiques. « Le gouvernement avait décliné l'offre de Merck, qui voulait l'aider à préparer la campagne de communication ; les officiels avaient dit que le job de Merck était seulement de fournir les vaccins et que le ministère de la Santé s'occuperait du reste », rapporte la diplomate américaine, qui cite la PDG de MSD Roumanie.

Mais le rapport de forces a changé. Embarrassée par un stock important de vaccins non utilisés, Bucarest « semble plus enclin à travailler avec MSD pour élaborer un meilleur message dans le but de vacciner les filles qui ne l'ont pas été ». La conclusion fleure bon le paternalisme à l'américaine : « Les autorités sanitaires roumaines ont certainement eu de bonnes intentions quand elles ont lancé leur campagne, mais son exécution désastreuse a causé un vrai problème de santé publique. Il reste beaucoup de travail à accomplir pour réparer les dégâts. »

Un tel forcing a-t-il eu lieu en France ? « Comment pouvez-vous imaginer une chose pareille ? » balaie Roselyne Bachelot. Comme tous les grands industriels nationaux, Sanofi soigne ses relations avec la classe politique. À l'époque PDG de la firme française, Jean-François Dehecq est un proche de Nicolas Sarkozy.

Et l'Américain Merck n'est pas en reste. Il est, en 2008, avec les laboratoires Sanofi et Servier, l'un des cofondateurs et principaux financeurs de la Fondation de coopération scientifique sur la maladie d'Alzheimer, qui pilote le volet recherche du Plan Alzheimer initié par Nicolas Sarkozy. Sans parler d'un ancrage plus ancien : la multinationale, qui emploie à l'époque 3 500 salariés en France, possède une usine et un centre de recherche en Auvergne grâce à l'entregent américain de l'ancien président de la République Valéry Giscard d'Estaing, qui avait su favoriser son implantation. Dans cette région, les dirigeants de MSD France côtoient deux élus auvergnats de premier plan : Brice Hortefeux et Laurent Wauquiez.

En décembre 2007, les deux hommes, alors respectivement ministre de l'Immigration et porte-parole du gouvernement de François Fillon, participent tout sourire avec Michel Vounatsos, l'énergique PDG de MSD France, à l'inauguration d'une deuxième ligne de production créée sur le site de Mirabel, dans le Puy-de-Dôme. L'année suivante, Brice Hortefeux invite Michel Vounatsos à participer au voyage qu'il effectue au Bénin pour signer l'engagement de la France à financer des projets de santé dans ce pays. L'occasion de rappeler l'investissement humanitaire de la firme, qui remet mille précis de médecin maison, les fameux « manuels Merck », à des généralistes béninois. « Je suis en lien constant avec MSD, pour qui je suis un bon relais auprès des pouvoirs publics », déclare Laurent Wauquiez en novembre 2010 au journal local

L'Éveil. « Un vrai partenaire », confirme Guy Eiferman, le successeur de Michel Vounatsos à la tête de MSD.

À y regarder de plus près, les relations ne sont pas toujours au beau fixe, comme en témoigne la revue professionnelle *Pharmaceutiques.* À l'automne-hiver 2006-2007, au moment où se discute le dossier du Gardasil, MSD s'inquiète d'un climat français peu favorable à l'industrie pharmaceutique : troisième vague de déremboursement des médicaments acceptée par Xavier Bertrand, limitation des dépenses de santé.

Changement de ton le 15 mai 2007, au lendemain de l'élection de Nicolas Sarkozy, le groupe annonce un investissement de 100 millions d'euros sur ses deux sites auvergnats et l'augmentation du nombre des projets d'études cliniques financés dans l'Hexagone (deux cent cinquante centres de recherche sont concernés), de quoi donner du souffle aux leaders d'opinion français. Entre-temps, mais peut-être est-ce une simple coïncidence temporelle, le montant du crédit impôt recherche accordé à l'industrie pharmaceutique a été revu à la hausse et le Gardasil inscrit au calendrier vaccinal.

Deux associations font la promotion du vaccin

Début 2007, la campagne de promotion se poursuit. Dans cette dernière ligne droite, le gynécologue Joseph Monsonego, très lié à Sanofi Pasteur MSD, demeure son plus fervent ambassadeur. Comme si le fabricant s'effaçait derrière le médecin. Le 27 mars, il organise une grande soirée à l'Unesco pour lancer officiellement son association, 1 000 femmes 1 000 vies. « Un mouvement humanitaire et de partage » afin de « faire reculer la maladie », d'en « finir avec le cancer du col de l'utérus », avec une marraine de renom, Simone Veil. Dans la salle, le célèbre cancérologue David Khayat, mais aussi une des expertes du groupe de travail qui a planché sur le vaccin et un représentant de LEEM, organisation représentant les intérêts de l'industrie du médicament en France.

Ce soir-là, il est question de la maladie, du frottis et bien sûr du nouveau vaccin. Qui est à l'initiative de cette association, en sommeil depuis deux ans ? « Un groupe de cinq femmes touchées par le cancer », indique le site Internet. Qui la finance ? Selon le site Internet, en 2012, ce sont des entreprises privées, sans autre précision. En 2011, en revanche, deux tiers des dons proviennent de Sanofi Pasteur MSD. Montant du cadeau : 95 000 euros pour 2011 et 35 000 euros en 2010.

1 000 femmes 1 000 vies est adossée à une seconde structure, elle aussi fondée et présidée par Joseph Monsonego : Women against cervical cancer, un réseau international d'experts médicaux et d'associations de patientes. Cette fondation basée à Genève, en Suisse, est également financée par Sanofi Pasteur MSD : à hauteur de 95 000 euros pour 2011 et de 70 000 euros en 2010. Malgré ces liens financiers, le gynécologue réfute l'idée que ces structures aient pu servir de supports publicitaires masqués pour le Gardasil : « Pourquoi avoir créé des associations à ces dates-là ? Parce que l'arrivée du vaccin pouvait accréditer, auprès des femmes jeunes, l'idée que ces virus donnaient forcément le cancer. J'ai donc développé des outils d'éducation pour battre en brèche cette fausse épée de Damoclès. Il suffit de parcourir les sites de ces associations pour se rendre compte qu'il n'y a pas un mot sur les vaccins. L'objectif, c'est d'abord d'informer sur le dépistage. »

Infatigable VRP de la vaccination, Joseph Monsonego publie le 7 mars 2007 chez Grasset un ouvrage intitulé *La Fin d'un cancer?* Les espoirs de la vaccination contre les papillomavirus. Début octobre 2007, on le retrouvera à Monaco pour l'édition annuelle de sa manifestation Eurogin, toujours financée par Sanofi Pasteur MSD et GSK. À l'honneur, des « survivantes » du cancer du col racontent le calvaire enduré devant quelque 2 400 invités et réclament le développement des mesures de prévention : frottis et aussi vaccin.

Note moyenne, mauvaise appréciation

« À l'époque, avec tout le battage fait autour de cette innovation, il aurait été impensable de dire : "Non, on ne rembourse pas." Nous n'aurions jamais pu l'assumer. » En ce début novembre 2013, à quelques semaines de la fin de son mandat à la tête de la commission de la Transparence de la Haute Autorité de santé, Gilles Bouvenot se lâche. Selon ce professeur rompu à la lecture critique des études cliniques, le groupe d'experts a bien flairé l'astuce marketing visant à faire passer une promesse pour un fait avéré : « Le vaccin ne protège pas assurément contre le cancer, mais contre certaines lésions précancéreuses. La démonstration de la preuve d'une efficacité vaccinale contre le cancer ne pourra se manifester que d'ici dix à quinze ans. »

Si les experts chargés d'évaluer l'efficacité du vaccin au côté de Gilles Bouvenot ont douté, pourquoi ont-ils finalement accordé au Gardasil la note III, un score honorable conditionnant un bon remboursement par l'assurance maladie ? « C'est un compromis entre une simple promesse de prévenir le cancer et la certitude d'empêcher la survenue de lésions précancéreuses, répond le professeur Bouvenot. Un vrai vaccin anticancer aurait obtenu la note I, car quand un vaccin sauve des vies, on le récompense ! »

Une lecture approfondie de la position des experts, rendue publique en avril 2007, confirme leurs doutes. Si la note est correcte, les appréciations sont paradoxalement exécrables. Dans un langage diplomatique, le document dévoile l'exagération commerciale : les lésions « ont été considérées comme un marqueur de substitution du cancer du col de l'utérus », « l'efficacité en termes de prévention des cancers du col de l'utérus » n'est « pas établie », « l'intérêt de santé publique est modéré ». Conclusion : « Il serait souhaitable que l'organisation et la mise en place, sur l'ensemble du territoire, du dépistage par frottis soient réalisées avant l'introduction de la vaccination. » En clair, le groupe prône la mise en place d'un dépistage organisé avant de rembourser un produit qui n'a encore pas fait ses preuves. « Conditionner le remboursement du vaccin à la mise en place d'un dépistage organisé du cancer du col ? Notre commission exprimait une position très ferme, à la limite de l'ingérence dans les prérogatives de santé publique du ministère de la Santé », glisse Gilles Bouvenot.

Note moyenne, mauvaise appréciation, plaidoyer pour le dépistage par frottis... Soit le ministère de la Santé n'a pas perçu ces réserves discrètes, soit il n'a pas souhaité en tenir compte. « La question de savoir si le cancer du col est vraiment un problème de santé publique s'est posée. Il y a eu débat sur l'opportunité de promouvoir ce type de vaccination, sur le risque de compromettre notre politique en faveur des préservatifs. Mais l'avis du Haut Conseil de la santé publique était ferme, très argumenté, il a été suivi », détaille Didier Houssin, à l'époque directeur général de la Santé.

« J'ai scrupuleusement suivi l'avis des experts qui jugeaient le vaccin efficace pour demander une prise en charge par l'assurance maladie. Je ne suis pas non plus intervenue dans la fixation du prix. En matière de médicament, le ministre de la Santé n'a plus aucun pouvoir ! C'est heureux : cela permet d'échapper à d'éventuelles pressions », martèle Roselyne Bachelot, qui prit ses fonctions après l'élection de Nicolas Sarkozy en 2007.

Le vaccin a franchi toutes les étapes. Reste à fixer son prix. C'est la mission du Comité économique des produits de santé (CEPS). À la tête de cette instance placée sous la tutelle conjointe du ministère de la Santé et de Bercy, le haut fonctionnaire Noël Renaudin, aujourd'hui en retraite. Dans l'affaire du Vioxx, l'homme a parfois su aller au clash pour obtenir une ristourne. En l'espèce, aucun bras de fer. Il y avait pourtant matière : si les notes I ou II imposent de payer le prix fort, un III, un IV ou un V laissent une assez grande marge de manœuvre. « Dans ces cas-là, nous mettons dans la balance les emplois créés en France ou le financement d'organismes de recherche comme le CNRS ou le CEA », décode l'ancien patron d'un laboratoire pharmaceutique français.

Cette fois-ci, le négociateur en chef accepte les conditions dictées par Sanofi Pasteur MSD : « Comme c'était une vraie innovation, on ne s'est pas posé beaucoup de questions. Le cancer du col n'est pas une maladie si rare qu'on le dit. Avec le recul, je pense qu'on a eu raison », détaille Noël Renaudin. Au final, le prix du Gardasil atteint le record de 135 euros la piqûre, 405 euros les trois doses. Aux États-Unis en 2008, une dose était vendue 40 % moins cher, alors que les vaccins y sont en général bien plus onéreux. « Le prix des vaccins anti-HPV en France est clairement atypique », a relevé la Cour des comptes dans son rapport sur la politique vaccinale de 2013. Comment expliquer cette opacité ? « À travers ce genre de tarifs délirants, la Sécu finance l'industrie pharmaceutique française, mais aussi étrangère. C'est sans doute un choix politique. Le problème, c'est que les citoyens l'ignorent », commente un fonctionnaire de la Haute Autorité de santé.

Du côté de Sanofi Pasteur MSD, on conteste l'existence d'une exception française : « La France a le même prix que l'ensemble des pays d'Europe. Il est fixé dans le cadre conventionnel en vigueur qui tient compte de l'étude médico-économique, de l'amélioration du service médical rendu, du comparatif avec les prix européens… »

Un autre négociateur, qui souhaite rester anonyme, a un moins bon souvenir de ces discussions avec Sanofi Pasteur MSD. « Le labo nous a forcé la main. Le prix était beaucoup trop élevé. » Pourquoi ne pas avoir résisté aux prétentions de l'industriel ? « Dès la commercialisation du vaccin en 2006, Axa a annoncé qu'il le remboursait pour ses assurés. Cela a figé la discussion. Le fabricant a en quelque sorte imposé son propre tarif. »

Pas faux, confirme un ancien cadre dirigeant de Sanofi Pasteur MSD. Six ans après, il en rigole encore. « Oui, confirme-t-il, l'accord conclu avec Axa visait à tordre le bras du CEPS. Mettez-vous à notre place. On avait un produit miracle, un vaccin contre le cancer, c'était le rêve. On n'allait tout de même pas le brader ! De son côté, Axa cherchait à gagner des parts de marché dans le domaine de l'assurance santé. Quel meilleur produit d'appel pour attirer de nouveaux adhérents que notre Gardasil ? On leur a donné notre produit. Ce fut un coup de maître : l'État s'est aligné sur ce prix de départ. »

La cour des comptes, en se basant sur les chiffres de l'assurance maladie, évalue la facture globale du Gardasil à 250 millions d'euros entre 2007 et 2011.

Premières réticences de praticiens de terrain

Été 2007. Les écrans de télé diffusent la fameuse pub chorale qui sait si bien faire vibrer l'instinct de protection maternelle. « Protéger sa fille, c'est ce qu'il y a de plus naturel pour une mère. » « Ce virus peut aussi concerner votre fille, informez-vous pour elle. » Des encarts commerciaux paraissent dans les journaux. Des brochures font de l'œil aux familles dans les salles d'attente. Les infirmières scolaires croulent sous les réclames en provenance du labo.

Cette frénésie publicitaire, couplée à l'activisme des commerciaux de Sanofi Pasteur MSD, irrite certains praticiens. Aujourd'hui retraitée, le docteur Françoise Tourmen dirigeait à l'époque le centre de planification familiale de l'hôpital d'Angers. « Les visiteuses médicales disaient : "On va empêcher les filles d'attraper le cancer." » Un argumentaire qui plonge cette praticienne dans l'embarras : « Les études cliniques montraient que ce n'était pas un vaccin anticancer mais qu'il pouvait prévenir certaines lésions causées par certains virus. On n'avait aucun recul sur le produit, on ne savait même pas exactement combien de temps il protégeait. » Françoise Tourmen s'aperçoit également que l'information médicale passe mal : « Les femmes pensaient, à tort, qu'elles seraient complètement protégées par le vaccin. On pouvait craindre qu'elles en viennent à négliger la prévention par frottis. »

Le docteur Bernard Guérin du Masgenêt, gynécologue-obstétricien au centre hospitalier de Tourcoing, dans le Nord, n'a pas bien digéré le bon repas au restaurant offert par un commercial de Sanofi Pasteur MSD. « L'industrie pharmaceutique présente ses nouveautés aux médecins, c'est l'usage mais, dans le cas du Gardasil, j'ai trouvé que la promotion commerciale était trop agressive. Des sociétés savantes de gynécologie lui ont donné sa bénédiction trop vite. On n'a pas vraiment eu le temps de réfléchir ! »

Alors proche de Merck, avec qui il avait collaboré sur la préparation du vaccin lorsqu'il travaillait aux États-Unis, le professeur Patrice Mathevet a été sollicité par Sanofi Pasteur MSD avant la sortie du Gardasil. « J'ai accepté en toute innocence. Content de participer à l'aboutissement d'une grande aventure scientifique. » Ce spécialiste du cancer du col de l'utérus est un farouche défenseur du produit, « un excellent outil de prévention », selon lui. Il a rédigé pour le labo des textes figurant sur les plaquettes de communication à destination des médecins. Il a animé des journées de formation pour les commerciaux. « J'ai pris mes distances au moment où je me suis aperçu que certains délégués médicaux ne délivraient pas un message assez prudent. Ils utilisaient des arguments un peu excessifs en disant que le vaccin allait permettre d'éviter de possibles complications liées au traitement des lésions précancéreuses, au moment de futures grossesses, notamment. » Le professeur Mathevet s'est également ému du dénigrement du produit concurrent, le Cervarix de GSK, qui arrive sur le marché français en mars 2008. « Des visiteurs médicaux clamaient que le Gardasil était meilleur, ce qui n'est pas prouvé. »

Fin 2008, excédé par la vigueur du matraquage publicitaire et par son contenu exagérément positif, le Haut Conseil de la santé publique, l'instance même qui a fait son succès commercial dans l'Hexagone en recommandant la piqûre, appelle les laboratoires Sanofi Pasteur MSD et GSK à plus de mesure dans leurs messages promotionnels. Hélène Peigue-Lafeuille, la présidente du groupe de travail sur les papillomavirus, assène : « Sanofi Pasteur MSD s'est tiré une balle dans le pied en faisant un marketing aussi agressif. La réclame insinuant l'idée : “Si je ne vaccine pas ma fille, je la tue” s'est transformée en contre-publicité. »

Un expert critique attaqué en Espagne

Aux États-Unis, après un semblable raz de marée publicitaire, le Gardasil subit un feu roulant de critiques : la droite conservatrice lui reproche d'encourager la débauche chez les adolescentes ; des familles jugeant le vaccin responsable des problèmes de santé de leurs filles attaquent Merck en justice ; des journaux comme le *New York Times* pointent les liaisons dangereuses entre la multinationale et de nombreux médecins grassement payés pour faire des conférences. L'indépendance d'esprit de certains hommes politiques est également mise en cause, à commencer par celle du gouverneur républicain du Texas, Rick Perry. L'homme a tenté de rendre obligatoire la vaccination des écolières dans son État. Une mesure retoquée une fois que ses liens avec l'industriel ont été dévoilés : son ancien directeur de cabinet a été rémunéré par l'industriel qui compte parmi les financeurs de sa campagne électorale.

Une contestation d'ampleur très limitée émerge aussi en Europe. En novembre 2008, treize médecins allemands réputés publient un manifeste critiquant la vaccination massive par Gardasil ou Cervarix, également dénoncée par la revue indépendante *Arznei-Telegramm*. En Autriche, en juin 2008, après la médiatisation du décès d'une jeune fille à la suite d'une injection de Gardasil, la ministre de la Santé refuse de recommander et de rembourser le vaccin, faute de preuves d'efficacité suffisantes.

Le médecin espagnol Carlos Alvarez-Dardet, directeur de la chaire de santé publique de l'université d'Alicante, a, lui, lancé un pavé dans la mare en novembre 2007. Le 9 novembre, il publie une tribune dans le quotidien *El Pais* dans laquelle il descend le vaccin en flèche et demande un moratoire sur son remboursement. Au centre de son argumentation : l'absence de « preuve scientifique » d'efficacité, mais surtout « un coût exorbitant pour la collectivité ». Et un calcul : « Pour éviter une seule mort par cancer du col de l'utérus, le système de santé débourse 8 millions d'euros. » En conséquence, il suggère d'« attendre jusqu'à ce que plus de preuves scientifiques se soient accumulées ».

L'activisme de Carlos Alvarez-Dardet n'a pas eu l'effet escompté : malgré quelque 10 000 signatures et le soutien de médecins réputés, le Gardasil est plébiscité par les autorités espagnoles. En Espagne, ils sont peu nombreux à dénoncer pêle-mêle, comme lui, le monopole de l'industrie pharmaceutique sur les vaccins alors que, par le passé, la recherche publique en produisait ; « des techniques de marketing très agressives », une tendance à « coopter » des experts médicaux chargés de la politique vaccinale et même des « responsables politiques » : « Un mois avant la publication des études sur l'efficacité du Gardasil, une députée du parti catalan de centre droit Convergence et Union a interrogé le gouvernement espagnol sur le vaccin anti-HPV. Il était clair qu'elle disposait de résultats confidentiels avant tout le monde ! En échange de quoi a-t-elle rendu un tel service ? » Ce « lobby pro-vaccin », qui défend toutes les nouveautés sans discernement, serait en partie responsable de « l'érosion de la confiance des citoyens dans l'utilité de la vaccination ».

À force d'égratigner la réputation du Gardasil, le médecin d'Alicante a fini par agacer Sanofi Pasteur MSD. « La pression de l'industrie est parfois insupportable », reconnaît-il. Il venait de pondre un article incendiaire dans la revue *La Gazette sanitaire* pour demander le retrait d'une campagne de publicité masquée du Gardasil, menée sur Internet par les sociétés savantes de pédiatrie et de gynécologie. « À ma grande surprise, l'éditeur de la revue a reçu un fax d'un célèbre cabinet d'avocats mandaté par Sanofi Pasteur MSD et exigeant le retrait de cet article » Cette menace par écrit ne mentionne aucune faute précise. « C'est une sorte de fatwa tactique pour susciter la peur », s'agace Carlos Alvarez-Dardet. Mais la jeune démocratie espagnole est attachée à la liberté d'expression : « La revue et son propriétaire, le groupe Elsevier, ont su résister et l'article est toujours en ligne. »

Ironie de l'histoire, au moment où il avait dénoncé la pub pour le Gardasil auprès de l'organisme de régulation espagnol, le médecin n'avait pas mentionné le nom de Sanofi Pasteur MSD, mais celui des associations médicales censées alimenter le site Internet. D'où une certaine surprise en lisant la réponse de l'instance de contrôle : « Sanofi Pasteur MSD a décidé de retirer la campagne de pub. » Carlos Alvarez-Dardet a gagné un point, mais pas le match : « Quelque temps après, l'entreprise a financé une tournée de la chanteuse Amaya Montero qui a fait la promotion du vaccin dans tout le pays ! »

Un vaccin efficace sur un tiers des lésions précancéreuses

En France, la controverse médicale est née à partir de 2008, avant de connaître une accélération en 2010-2011. Plusieurs praticiens émettent publiquement des doutes sur l'intérêt de cette vaccination : outre le généraliste Philippe de Chazournes, le médecin et romancier Martin Winckler, les généralistes et blogueurs Dominique Dupagne, Doc du 16 et Claudina Michal-Teitelbaum, le professeur de pharmacologie Claude Béraud, le gynécologue obstétricien Bernard Guérin du Masgenêt, la blogueuse et philosophe Elena Pasca. Des positions loin d'être minoritaires : seulement la moitié des généralistes la proposent systématiquement à leurs jeunes patientes.

Le vaccin est-il efficace ? Pour éclairer cet épineux débat, il faut ouvrir une à une les poupées russes des études cliniques. Coauteur d'un réquisitoire très documenté contre le Gardasil[1], le gynécologue suisse Jean-Pierre Spinosa jure n'avoir « aucun penchant antivaccinaliste ». « Les cancers du col, j'en ai soigné. J'ai vu des femmes en souffrir, ici en Suisse et en mourir au Cameroun, où j'ai fait de l'humanitaire. J'ai attendu l'arrivée du Gardasil comme un espoir fabuleux. » Jusqu'à ce qu'il épluche les études cliniques pour aider une amie biologiste qui voulait savoir si elle devait faire vacciner sa fille.

Le médecin épingle alors ce qu'il estime être une « erreur originelle » : « Merck n'a jamais démontré l'efficacité du vaccin. Le critère retenu aurait dû être une réduction du nombre de cancers parmi les femmes vaccinées. À la place, un objectif secondaire a été privilégié : la diminution des lésions dues aux virus 16 et 18. Le b.a-ba de la méthodologie médicale n'a pas été respecté. On a laissé les médecins et les politiciens déduire, extrapoler, imaginer que le cancer allait régresser. »

Le vaccin anticancer ne préviendrait pas cette maladie ? Cette première accusation fait sourire les défenseurs du produit : « C'est vrai : on n'en a pas la preuve ! La confirmation viendra dans vingt ou trente ans si la fréquence des cancers du col dans la population diminue. Les labos sont des entreprises commerciales : ils ne peuvent pas mener des études pendant plusieurs décennies avant de commercialiser leurs produits ! C'est un pari de santé publique », répond le professeur Patrice Mathevet, gynécologue-obstétricien au centre hospitalier universitaire vaudois en Suisse. « C'est un produit génial, mais la confirmation ne viendra que dans trente ans. C'est un peu de la futorologie », abonde l'ancien cadre dirigeant de Sanofi, qui se féli-

1. Catherine Riva et Jean-Pierre Spinosa, *La Piqûre de trop* ? Éditions Xenia, 2010.

citait d'un accord avec Axa. L'épidémiologiste Didier Guillemot, directeur de recherches à l'Institut Pasteur, peste contre « une certaine frilosité française vis-à-vis de l'innovation » : « On dispose de nombreux arguments pour postuler que le vaccin marche. Si l'on attend et qu'au final il marche, ce qui est vraisemblable, combien de femmes auront eu un cancer, des complications ? » L'ancien ministre de la Santé Xavier Bertrand indique avoir toujours eu conscience des limites du produit : « Même s'il n'est pas parfait, c'est le seul traitement préventif. Si je n'en avais pas été convaincu, je n'aurais pas fait vacciner ma fille ! »

Sceptiques et croyants s'accordent sur un point : le Gardasil prévient les lésions causées par les virus 16 et 18, les plus virulents, responsables à eux seuls de 70 % des cancers. Mais est-il très efficace sur ces cibles, ou seulement un peu ? Cela dépend des femmes dont on parle… Les chiffres extraordinaires brandis par le labo (98,6 % d'efficacité) ont été puisés dans un échantillon idéal : celui des jeunes filles qui n'avaient pas été infectées par les virus au moment de la première piqûre et qui ont toutes reçu les trois doses de vaccin. L'évaluation est bien moins flatteuse dans le groupe expérimental, plus proche de la vraie vie (certaines déjà infectées par les virus, toutes ne recevant pas les trois doses) : un peu moins de 50 % d'efficacité. En général, c'est le deuxième chiffre, plus représentatif, qui sert à valider les performances d'un médicament ou d'un vaccin. « Le labo n'a pas triché, rétorque le professeur Mathevet. Ce vaccin est indiqué chez des jeunes filles vierges, avant le début de leur vie sexuelle, donc qui n'ont jamais croisé de virus, une sorte de population idéale pour scientifiques… »

HPV 16, 18, mais aussi 45, 31, 33, 52, 58, 35… Gardasil ne dégomme pas tous les agents dangereux. D'où une troisième question : quelle est son action sur l'ensemble des lésions précancéreuses ? « Ce vaccin est partiel. On n'a jamais prouvé que la diminution faramineuse sur les 16 et 18 conduit à une baisse globale », attaque le gynécologue suisse Jean-Pierre Spinosa. Curieusement, ni la FDA américaine ni l'Agence européenne ne disposaient de cet élément d'information précieux au moment où elles ont évalué le produit. Pas d'études abouties, seulement des résultats intermédiaires. D'après les chiffres publiés par la suite dans le *Lancet* et le *New England Journal of Medicine*, l'efficacité sur l'ensemble des lésions précancéreuses s'élève à 38 % dans l'échantillon des ados modèles n'ayant pas encore débuté leur vie sexuelle et à environ 18 % chez les filles de la vraie vie, vaccinées à l'aveugle.

Le docteur Jean-Pierre Spinosa a fini par débusquer un début de réponse dans les documents examinés par la FDA américaine. Sans avoir terminé les études cliniques, Merck avait glissé un indice dans sa demande d'agrément. Verdict : de 14 à 19 % d'efficacité globale, sans que les chiffres soient statistiquement significatifs. « La preuve n'était pas faite et il aurait fallu recommencer une nouvelle étude, s'agace le gynécologue suisse. Comment les experts de la FDA, qui savent lire les statistiques, ont-ils pu donner leur feu vert ? L'Agence européenne a dû suivre sans se poser trop de questions. » Donc, même en gardant l'hypothèse la plus avantageuse, on est loin du graal des 100 % vantés dans la pub ! Le vaccin le plus cher du monde est efficace une fois sur trois, au mieux !

À ce stade du raisonnement, une énigme surgit : pourquoi, en éliminant 70 % des agents responsables des cancers, ne parvient-on pas à éliminer 70 % des lésions ? « C'est un problème important », avait pointé la FDA, soulignant que « ces cas de maladies dus aux autres HPV peuvent contrecarrer l'efficacité sur les virus ciblés par le vaccin ». « On peut faire l'hypothèse que le fait de faire disparaître les souches virales 16 et 18 permettait à d'autres de prendre leur place, affectant ainsi l'efficacité globale », explique Jean-Pierre Spinosa. Didier Guillemot, de l'Institut Pasteur, pilote un projet de recherche visant justement à explorer cette hypothèse. « Le phénomène d'échappement est fréquent en matière de vaccination : à partir du moment où un vaccin cible une partie limitée des différents groupes d'un micro-organisme et qu'il est efficace, la vaccination tend à diminuer, voire à faire disparaître la dissémination des micro-organismes en question. Mais les autres peuvent prendre le pas et les remplacer. C'est ce qui s'est produit avec le vaccin contre le pneumocoque qui a dû être modifié – élargi – par le fabricant. »

Autre question importante encore non éclaircie à ce jour : celle de la durée de protection fournie par le produit. « Les anticorps durent plus de cinq ans, soixante mois au minimum », relève la virologue Hélène Peigue-Lafeuille, qui a présidé le groupe de travail sur le Gardasil. Mais ensuite ? Ne faudrait-il pas prévoir un rappel ? Les autorités sanitaires ne le suggèrent pas. Pour Diane Harper, ancienne coordinatrice des essais sur le Gardasil, cela devrait au contraire constituer la « préoccupation principale » : « Au bout de cinq ans, les anticorps au HPV 18 ont complètement disparu chez 35 % des femmes. Même phénomène de diminution de l'efficacité, au bout de huit ans cette fois, chez 15 % des femmes en ce qui concerne le HPV 16. »

Le vaccin le plus cher du monde

Passé l'euphorie du conte de fées médical, les critiques ont commencé à se faire jour dans les grandes revues anglo-saxonnes. Le questionnement scientifique débouche sur une interrogation plus politique : pourquoi, à partir de « grandes espérances », mais sans « preuves suffisantes », comme l'écrit la Norvégienne Charlotte Haug dans un éditorial du *New England Journal of Medicine*, en août 2008, nombre d'États ont-ils mis en place de très chères campagnes de vaccination ? Les décideurs politiques ont-ils fait des « choix rationnels » ? C'est le deuxième pilier de l'acte d'accusation du Gardasil : son coût est-il supportable pour l'assurance maladie ?

Même les défenseurs du Gardasil en conviennent : son prix a atteint des sommets. « Ce vaccin est trop cher », tacle Daniel Floret, le président du comité technique des vaccinations. « S'il y a une chose à questionner, c'est le prix du vaccin, bien trop élevé », confirme Pepe Martinez Olmos, l'ancien vice-ministre espagnol de la Santé. Des années après le lancement du produit, un ancien cadre dirigeant de Sanofi en a encore les yeux qui brillent : « Les investissements en matière de recherche ont été considérables et le processus de fabrication est compliqué, mais c'est vrai que nos marges sont très bonnes. »

Aujourd'hui figure de proue des anti, Diane Harper, médecin et chercheure aux États-Unis, a travaillé main dans la main avec Merck comme investigatrice des études cliniques sur le Gardasil et conseillère scientifique du laboratoire. Au moment de la commercialisation du vaccin, elle a pris ses distances, affolée par l'examen « trop rapide » du produit par la FDA et par « un marketing trop offensif ». « Les cadres de Merck étaient soumis à une forte pression de la part de leur hiérarchie. Le retrait du Vioxx avait brouillé l'image de la compagnie. Il fallait payer les indemnités aux victimes. Pendant la phase de développement du vaccin, j'avais entendu dire que le prix demandé serait élevé Mais j'ai quand même été choquée par le coût exorbitant comparé au service rendu aux femmes ! Et surprise que des assurances maladie publiques et privées acceptent de telles conditions financières. C'était totalement détaché du réel, comme s'il fallait, grâce au vaccin le plus cher du monde, combler le gouffre creusé par l'échec du Vioxx. La presse économique ne s'y est pas trompée. HPV, moquait-elle à cette époque, ça ne veut pas dire Human Papillomavirus, mais *Help Pay for Vioxx !* » Le labo conteste de son côté tout lien entre les deux dossiers, et il est vrai que ce n'est qu'une hypothèse.

Le frottis négligé

Vaut-il mieux prévenir grâce au Gardasil ou guérir après dépistage par frottis du col, ou essayer de concert les deux tactiques ? En matière de vaccin, les autorités sanitaires doivent se garder d'accorder à l'aveugle ou en vain d'importants fonds publics.

En 2006, un petit groupe d'experts avait été chargé de comparer, pour le compte du Haut Conseil de la santé publique, les avantages sanitaires et financiers de la vaccination par rapport au dépistage organisé. Coût de la généralisation du frottis ? 1,20 euro par femme et par an pour une réduction espérée de 16 % des cancers du col et de 19,5 % de celui des décès, soit environ 23 000 euros investis par la collectivité pour sauver une vie. Une stratégie plus efficace que la vaccination de 80 % des filles qui fait baisser de 22 % le nombre des cancers diagnostiqués et de 16 % celui des décès pour 45 000 euros. « Il vaut mieux, dans un premier temps, organiser le dépistage que de vacciner », concluent les chercheurs.

Une conclusion encore plus valable aujourd'hui, alors qu'un tiers seulement des adolescentes sont vaccinées et que le dépistage, désorganisé, donc moins efficace, reste à l'initiative des femmes et de leurs médecins : « Pour des couvertures vaccinales inférieures à 60 %, la vaccination a un impact moindre sur le nombre de décès que l'organisation du dépistage », ajoutent les mêmes experts.

Mais deux pages plus loin, en conclusion du rapport, les mêmes experts légitiment l'utilité du vaccin en prônant une double politique de santé publique : organisation du dépistage du cancer du col de l'utérus sur le modèle alsacien, mais aussi campagne de vaccination pour les adolescentes de quatorze ans. Pourquoi une telle contradiction en l'espace de quelques lignes ? Sans doute parce qu'il était, à l'époque, impossible de ne pas recommander le Gardasil, innovation au cœur du débat public sur le cancer.

Noël Renaudin, le haut fonctionnaire chargé des négociations avec les industriels du médicament, garde un souvenir très précis de ce qu'auraient dû être les conclusions de cette investigation médico-économique : « L'étude montrait qu'il n'était pas efficient de payer le vaccin au prix fixé par le fabricant. La vraie question posée par les experts était : est-ce intelligent de mettre de l'argent dans un vaccin alors que les frottis gardent leur utilité à court et moyen terme et que les femmes risquent de moins se faire surveiller, s'estimant à tort protégées de tous les HPV par le vaccin ? Mon rôle n'était pas de répondre à cette question, mais de fixer le prix au mieux. »

De son côté, Sanofi Pasteur MSD a une tout autre interprétation de l'évaluation faite pour le compte du comité technique des vaccinations. « Les rapports publics démontrent le bon rapport coût/efficacité de la vaccination ; une vaccination vie entière chez une femme [pour le Gardasil, mais aussi pour tous les vaccins recommandés depuis l'enfance comme le DTP] revient à environ 1 000 euros, à comparer à ce que coûte un traitement sur une durée moyenne ou longue. Une étude officielle montre que le coût total de la prise en charge annuelle des cancers associés aux papillomavirus est estimé à près de 240 millions d'euros, dont plus de 130 chez la femme principalement liés au cancer du col de l'utérus. Plus 40 millions d'euros pour les verrues génitales. »

Au début 2013, la Cour des comptes a tancé l'interprétation erronée de l'analyse médico-économique achevée en mars 2007 par le Haut Conseil de la santé publique. Il aurait été plus judicieux de conditionner « la recommandation de la vaccination anti-HPV à la généralisation préalable du dépistage organisé du cancer du col de l'utérus ». Au final, la recommandation la plus discutable (la vaccination) a été plus suivie que celle qui est réellement efficace : un tiers des jeunes filles se font vacciner, mais, en matière de frottis, c'est le statu quo depuis sept ans. Le dépistage reste à l'initiative des femmes et de leurs médecins traitants, sans aucune coordination des pouvoirs publics.

Une politique aux conséquences sociales critiquables

La Cour des comptes s'inquiète également des « conséquences sociales » « critiquables » de cette politique sur « les femmes des milieux défavorisés qui sont à la fois les moins vaccinées » (35 % du prix reste à la charge des patientes, qui n'ont pas toutes une mutuelle) et « les moins dépistées » (elles sont médicalement moins bien suivies). « La cherté du vaccin constitue une limitation de sa diffusion dans ces populations. » Au final, la stratégie du tout-Gardasil sans effort pour organiser le dépistage, comme cela existe par exemple pour le cancer du sein, est jugée avec beaucoup de sévérité. Pour les sages, « la décision de recommander la vaccination HPV, qui a eu des conséquences financières considérables, est d'autant plus singulière qu'en d'autres occasions le comité technique des vaccinations s'est fondé sur l'existence d'alternatives thérapeutiques pour s'abstenir de recommander des vaccinations ».

Autre particularité hexagonale, le Gardasil a longtemps été favorisé en France au détriment de son concurrent, le Cervarix de GSK. Les autorités sanitaires ont fait un bien mauvais accueil à ce vaccin au moment où débute sa commercialisation en France, en mars 2008. Dès décembre 2007, le Haut Conseil de santé publique, tout-puissant en matière de politique vaccinale, juge qu'il est plus pertinent de recommander le Gardasil. Principaux reproches faits au Cervarix, qui ne cible que deux papillomavirus, les 16 et 18, au lieu de quatre, comme le vaccin de Sanofi Pasteur MSD : absence de prévention des verrues génitales ; efficacité non formellement démontrée bien que vraisemblable sur les lésions liées HPV 18 ; insuffisance des données sur la tolérance à long terme de l'adjuvant.

Elle aussi chargée d'apprécier le produit, la commission de la transparence de la Haute Autorité de santé lui confère une note très mauvaise : V. « Son efficacité était équivalente à celle du Gardasil, mais, comme il arrivait plus tard sur le marché, il n'apportait pas de progrès médical et en conséquence notre appréciation a été inférieure. Moins bien noté, il allait être moins cher et l'on pouvait penser que la fin du monopole du Gardasil allait tirer son prix vers le bas », commente Gilles Bouvenot, qui a présidé cette instance jusqu'à la fin décembre 2013.

Assez bizarrement, durant l'hiver 2007-2008, le collège de la Haute Autorité de santé s'est saisi du dossier Cervarix. Un cas inédit, car cette instance ne se prononce jamais sur des cas précis de médicaments. En avril 2008, coup de tonnerre : elle préconise à Roselyne Bachelot de ne pas autoriser le remboursement du Cervarix, moins performant, selon le collège. Cette initiative a étonné ce cadre de la Haute Autorité de santé : « Ces deux produits avaient la même cible, faisaient la même chose. Pourquoi rembourser l'un, et pas l'autre ? L'intérêt est d'avoir un arsenal thérapeutique le plus large possible. C'est aussi plus efficace économiquement, car cela évite de donner le marché à un seul labo. Et ça protège en cas de rupture de stock, ce qui arrive fréquemment avec les vaccins »... La ministre de la Santé ne tiendra pas compte de cette préconisation qui aurait signé l'existence d'une préférence nationale pour le Gardasil, commercialisé par un laboratoire en partie français.

En 2010, les autorités sanitaires reconsidèrent leur position. « Après réexamen du dossier au vu de données supplémentaires, nous avons jugé que les deux vaccins étaient équivalents », conclut la virologue Hélène Peigue-Lafeuille. Pourquoi GSK n'a-t-il pas protesté contre la mauvais pub faite au Cervarix, qui ne représente en 2013 que 5 % des parts de marché en France ? La médecin américaine Diane Harper relève que GSK touche des royalties sur les ventes du Gardasil : « Chaque dose vendue leur rapporte dix centimes de dollar. » Une hypothèse également émise par le gynécologue Jean-Pierre Spinosa, qui décrit dans son enquête sur le Gardasil « un lacis de licences et de sous-licences » : « Merck n'est pas le détenteur exclusif du brevet de son vaccin. GSK en partage notamment la propriété intellectuelle avec d'autres entreprises privées et différents centres de recherche publics à travers le monde ».

Dans son éditorial du *New England Journal of Medicine*, la chercheuse norvégienne Charlotte Haug relevait que les paramètres utilisés pour juger du vaccin dans la comparaison avec le frottis étaient optimistes. On présuppose que les femmes vont être protégées durant toute leur vie sans nécessité d'effectuer des rappels. On postule que le vaccin aura le même effet sur les jeunes filles de quatorze ans de la vie réelle que sur celles, plus âgées, ayant participé aux essais cliniques. Sans parler de la délicate question d'un éventuel remplacement des virus 16 et 18 par d'autres virus et de la possible moindre participation des femmes vaccinées au dépistage par frottis, etc. « Alors que des questions aussi essentielles n'ont pas encore trouvé de réponse, il y a de bonnes raisons d'être prudent avant de lancer des programmes de vaccination de masse. » Mais les gouvernements des différents pays n'ont pas choisi la prudence, comme s'en félicite Didier Hoch, le PDG de Sanofi Pasteur MSD en juin 2007 : « Le lancement de Gardasil est particulièrement rapide. Pour d'autres vaccins, il avait fallu attendre plusieurs années. »

De la dangerosité du Gardasil

Au-delà d'un bénéfice inconnu et d'un prix XXL, le Gardasil, prescrit chaque année à un tiers des adolescentes, est-il dangereux ? « Quand les premières inquiétudes sont apparues, j'ai demandé que le dossier du Gardasil soit revu par les experts. Il ne faut jamais négliger les signaux faibles. Au final, la tolérance a été jugée excellente et le bénéfice risque favorable », rapporte l'ancien ministre de la Santé. En ce début décembre 2013, Xavier Bertrand se dit pourtant « bouleversé », « questionné » par l'accident d'Océane Bourguignon.

Depuis sa commercialisation en 2006, l'Agence du médicament surveille plus particulièrement ce vaccin, comme chaque innovation arrivant sur le marché. « Nous ne voyons apparaître aucun signal de sécurité », martèle Nicolas Ferry, responsable du vaccin à l'Agence. Le radar français – autrement dit la base nationale de pharmacovigilance – et le service de pharmacovigilance du laboratoire recensaient, fin novembre 2013, 435 problèmes graves possiblement liés au Gardasil sur 5 millions de doses prescrites depuis 2006. Parmi eux, 135 cas de maladies auto-immunes (le système immunitaire attaque le corps). Seulement 9 cas inquiétants sur 100 000 et 3 maladies auto-immunes sur 100 000… Ces résultats concordent avec ceux donnés dans un rapport de novembre 2011. Les affections du système nerveux étaient les effets graves les plus fréquemment signalés : un tiers du total. Parmi celles-ci, des syncopes et des pertes de conscience, dix-sept scléroses en plaques (0,38 cas pour 100 000 doses) et quatre cas d'encéphalomyélite aiguë disséminée.

Autre outil de surveillance utilisé dans le dossier du Gardasil : les données de la Sécurité sociale. L'Agence a conduit une grande étude sur la fréquence d'apparition des maladies auto-immunes, dont la sclérose en plaques, sur près de deux millions de jeunes filles nées entre 1992 et 1996. « Il n'y a pas plus de maladies auto-immunes ou de scléroses en plaques chez les filles vaccinées que chez les non-vaccinées », détaille Nicolas Ferry. Le même expert ajoute : « Il n'y a pas non plus, au niveau international, d'augmentation de l'incidence des maladies auto-immunes après une vaccination par Gardasil. » Nicolas Ferry est formel : le rapport bénéfice/risque du Gardasil est très positif : « Chaque jour, trois femmes meurent du cancer de l'utérus en France. La vaccination reste recommandée. Le frottis, c'est du dépistage, pour détecter des cellules déjà anormales, il ne protège pas contre l'infection virale comme le vaccin. »

Mais alors, comment expliquer le calvaire enduré par Océane Bourguignon, la jeune Landaise qui vient de porter plainte contre le fabricant ? « Le hasard ! Si une adolescente se faisait renverser par une voiture après vaccination, penserait-on à incriminer la piqûre ? », soupire Daniel Floret, le président du Comité technique des vaccinations. « Le fait qu'il y ait une plainte ne prouve pas qu'il y ait un problème. On monte en épingle des effets pervers éventuels en oubliant ce qu'apporte le vaccin. » Il est vrai que la sclérose en plaques n'est pas une maladie rare : 70 000 à 90 000 personnes en sont atteintes en France, avec chaque année quatre à huit nouveaux cas pour 100 000 habitants. « Il s'agit tout simplement d'une triste coïncidence temporelle sur un terrain favorable à l'apparition d'une maladie auto-immune », ajoute Christèle Chave, responsable de la communication de Sanofi Pasteur MSD. La même assène : « Les études conduites en France et dans le monde pour évaluer l'association éventuelle entre la vaccination anti-HPV et la survenue de cas de sclérose en plaques n'indiquent aucune augmentation du risque d'apparition de cette maladie. » Un autre communicant s'exprimant au nom de Sanofi Pasteur MSD juge que « l'expertise médicale bordelaise a été mal interprétée, utilisée à des fins polémiques » : « Elle est bancale, très contestable, et je suis persuadé qu'elle ne pourra donner lieu à aucune indemnisation, car le lien de causalité n'est pas démontré. Sans parler du fait que les médecins experts bordelais ne sont pas immunologistes, donc pas compétents en la matière. Depuis que cette expertise a été rendue en septembre, nous nous préparions à faire appel. »

Les responsables sanitaires et le laboratoire le répètent : l'histoire d'Océane Bourguignon reste un drame individuel, sans lien avec la vaccination. Une position en totale contradiction avec la double expertise du neurologue et du médecin légiste bordelais, qui ont conclu à un lien – certes limité à 50 % du préjudice – entre la piqûre et les troubles dont a souffert l'adolescente.

Qui croire ? Sans contestation, les études menées en France, mais aussi au Royaume-Uni ou en Californie sur de larges échantillons de jeunes filles donnent raison à l'Agence du médicament et à Sanofi Pasteur MSD : le Gardasil n'est pas dangereux. L'exploration des données issues des radars européen et américain fournit des données autrement plus complexes à interpréter. Environ 8 200 « événements indésirables » susceptibles d'être liés à l'action du Gardasil sont répertoriés dans la base Eudravigilance de l'Agence européenne du médicament. S'agit-il d'accidents graves ou bénins ? L'outil ne le dit pas. Quelles conséquences ont-ils eues sur la santé des jeunes filles ? Aucune précision non plus. Les problèmes les plus fréquemment rapportés sont des « désordres du système nerveux » (1 850 cas), loin devant ceux du « système immunitaire » (240 cas). Incapable de donner un sens à ces chiffres, nous les avons soumis à un spécialiste français des effets secondaires médicamenteux, collaborateur régulier de l'Agence européenne. Réponse lapidaire : « Les rapports de pharmacovigilance européens sont des copier-coller de ceux des fabricants. Il n'y a pas d'investigations comme nous les pratiquons en France quand un accident est signalé. La base européenne n'existe encore que dans nos rêves de pharmacologues ! »

Également accessible sur Internet, la base américaine VAERS (The Vaccine Adverse Event Reporting System) recense 133 décès possiblement liés au vaccin, 845 cas de séquelles permanentes, ainsi que 2 800 hospitalisations et 10 700 consultations aux urgences. N'y aurait-il pas là matière à inquiétude ? « Cette base comprend tout et n'importe quoi ! Un même incident peut être déclaré plusieurs fois, ou tout simplement être inventé, car il n'y a pas de vérification postérieure », relativise Nicolas Ferry, responsable des vaccins à l'Agence française.

De possibles effets secondaires rarissimes

Soulevée par la FDA américaine et l'Agence européenne du médicament, l'inquiétude la plus sérieuse concernant la sécurité du Gardasil a déjà été explicitée ici : celle d'un hypothétique remplacement des virus 16 et 18 par d'autres HPV cancérigènes. Elle est actuellement à l'étude à l'Institut Pasteur.

Mais pour une poignée d'experts, le cas d'Océane Bourguignon pourrait bien révéler un drame plus feutré : celui d'effets secondaires rarissimes mais terribles pour les personnes qui en sont victimes. « Les vaccins sont un bienfait pour l'humanité, mais ils ont des effets délétères, certes très rares et impossibles à mesurer par une étude statistique. C'est comme l'avion, un des moyens de transport les plus sûrs sauf si vous montez en juin 2009 à bord du funeste Rio-Paris », appuie le professeur Laurent Bélec, virologue à l'hôpital Georges-Pompidou, à Paris. « Sur le plan pharmacologique, il est plausible qu'un vaccin produise, de manière très exceptionnelle, de telles conséquences. Via la CRCI, la société française reconnaît le droit de cette jeune fille à être indemnisée, mais, en science, la preuve n'est pas faite », confirme Jean-Louis Montastruc, professeur de pharmacologie médicale à Toulouse.

Le mécanisme susceptible de conduire à de tels accidents demeure mystérieux. Dans le cas du Gardasil, deux voies de recherche pourraient être explorées. La première concerne l'adjuvant à base d'aluminium incorporé dans de nombreux vaccins pour booster la production d'anticorps. Il y a quelques années, l'équipe du professeur Romain K. Gherardi a émis l'hypothèse, à partir de la constatation de la présence d'aluminium provenant du vaccin dans le cerveau de souris vaccinées, que cette substance neurotoxique pourrait être à l'origine de la myofasciite à macrophages, une maladie auto-immune caractérisée par des douleurs musculaires, une grande fatigue et des troubles cognitifs. Comme si l'inflammation consécutive à la piqûre se diffusait dans l'organisme au lieu de rester localisée au point d'injection. « Cette hypothèse peut très bien s'appliquer au Gardasil et à la maladie d'Océane Bourguignon. Mais il reste bien sûr beaucoup à faire pour déterminer dans quelles conditions et dans quelle mesure l'aluminium pénétrant dans le cerveau par un mécanisme de cheval de Troie similaire à celui utilisé par les particules infectieuses, comme le virus du sida ou de l'hépatite C, pourrait engendrer une inflammation neurotoxique significative », nuance le professeur Gherardi. Celui-ci plaide pour un meilleur financement des recherches sur ce sujet alors que le nombre des vaccins se multiplie ; pour l'identification des facteurs de susceptibilité génétique ; et éventuellement pour la mise sur le marché d'adjuvants plus sûrs. « Les inquiétudes concernant l'aluminium sont franco-françaises. Plusieurs milliards de doses ont été injectées en quatre-vingts ans. Si un phénomène grave était à l'œuvre, on s'en serait aperçus depuis longtemps », soupire Nicolas Ferry, de l'Agence du médicament. Les anti-Gardasil soulignent, de leur côté, qu'un éventuel problème lié à l'aluminium n'avait que fort peu de chances d'apparaître dans les études cliniques, puisque les femmes non vaccinées, incluses dans le groupe placebo, ont reçu une injection contenant l'adjuvant et non une simple piqûre d'eau salée.

Deuxième piste à étudier, les propriétés du vaccin Gardasil en lui-même c'est-à-dire le possible rôle délétère des protéines qu'il contient sur quelques rares personnes présentant une particularité génétique. Un duo de chercheurs canadiens planche sur le sujet depuis plusieurs années. « Nous avons mis en évidence, au moyen de deux autopsies réalisées sur des jeunes filles vaccinées par Gardasil et décédées par la suite de vascularites cérébrales, la présence de particules du virus HPV 16. Ce qui nous a conduits à faire l'hypothèse d'une anomalie dans le déclenchement de la réponse immunitaire : à cause de la présence de ces particules, l'attaque immunitaire provoquée par le vaccin est déclenchée contre les tissus de l'individu », explique le professeur Christopher A. Shaw, l'un de ces chercheurs. Des conclusions fermement rejetées par le Centre américain de contrôle des maladies, qui juge la méthode du duo canadien critiquable, le diagnostic de vascularite et la présence de particules virales dans le cerveau peu étayés, et rejette tout lien entre le vaccin et ces deux décès. « Certaines objections concernant notre méthode sont légitimes. Nous affinons notre démonstration sur un plus grand nombre de cas », nuance le professeur Christopher A. Shaw. Ses travaux ont été regardés de près par l'équipe chargée de la pharmacovigilance du Gardasil. « Ça nous a laissés perplexes. On est embêtés par ce truc. On ne sait pas quoi en penser », soupire l'un des médecins. Pour Nicolas Ferry, le Monsieur Vaccins de l'Agence du médicament, pas d'inquiétude à avoir : « Nous avons lu ces travaux, mais ils ne nous semblent pas avoir d'impact sur la sécurité. »

Autre interrogation de sécurité utilisée comme un épouvantail par les anti-Gardasil sur Internet, la mise en évidence, par le chercheur américain Sin Hang Lee, de la présence dans le vaccin de petits bouts de virus vivant, collés à l'adjuvant. Or, à l'instar de nombreux vaccins modernes, Gardasil ne contient normalement pas de virus vivant, même atténué. Pour minimiser le risque d'infection, son fabricant copie, grâce au génie génétique, les protéines présentes à la surface des virus. Ce sont elles qui déclenchent la fabrication d'anticorps. Quel sens donner à la découverte de Sin Hang Lee ? « C'est très intrigant de trouver dans un vaccin qui n'est pas censé en contenir des séquences d'ADN du virus contre lequel on veut protéger », commente le virologue Laurent Bélec. Ce spécialiste du sida vient de refaire l'expérience menée aux États-Unis. Ses conclusions, en attente de publication dans une revue médicale, sont identiques. Merck fabriquerait-il un produit défectueux ? « Il ne faut pas préjuger des conséquences que cela pourrait avoir, mais les explorer. C'est une piste scientifique à suivre, en commençant par travailler chez l'animal. Mais c'est un contaminant, et donc cela pourrait avoir des effets délétères, être une sorte de porte d'entrée dans la maladie auto-immune, et dans ce cas il faudrait améliorer le processus industriel de purification du vaccin. » Mais hors de question de sonner l'alarme, selon le professeur Bélec : « Ce sont des phénomènes complexes, très marginaux, de faible poids comparé à l'intérêt démontré du vaccin pour l'ensemble de la population. »

Le Monsieur Vaccins de l'Agence du médicament, Nicolas Ferry, relativise, lui aussi : « Il n'y a aucun danger à retrouver un peu d'ADN. Les vaccins plus anciens utilisaient bien le virus comme moyen de provoquer une réaction immunitaire ! Il reste toujours un peu d'impuretés dans un produit biologique. La balle est dans le camp de l'industriel pour améliorer son processus de production. »

Pour plus de transparence

Les réserves émises sur le Gardasil ne doivent pas rejaillir sur les tas d'autres vaccins sauveurs de vie, miracles médicaux mis à notre disposition par l'industrie pharmaceutique.

Si scandale il y a, dans cette affaire, ce n'est pas tant à cause de ses effets secondaires que de son prix. Début novembre 2013, un expert de l'Organisation mondiale de la Santé nous confiait que cette institution planchait sur un vaccin anti-HPV « similaire à destination de l'Inde », pays où le cancer du col de l'utérus fait d'importants dégâts : « Le coût d'une dose devrait s'élever à 6 ou 7 euros ! »

Au-delà de l'ardoise lourde pour une Sécu surendettée, on peut questionner les choix de santé publique faits en 2007. Puisque le vaccin, désormais recommandé aux jeunes filles dès l'âge de onze ans, sauve moins de vies que l'organisation du dépistage, pourquoi, au nom d'une extrapolation mathématique bancale, avoir privilégié la stratégie la moins efficace et la plus chère des deux ? Pourquoi ne pas avoir, a minima, encouragé en parallèle le frottis ?

La France n'aurait-elle pas pu préconiser un remboursement inférieur à 65 % pour un produit moins efficace que sa légende le laissait supposer ? De tels arguments auraient pu peser dans la négociation du prix avec Sanofi Pasteur MSD.

Emprise du marketing, croyance aveugle au progrès médical, liens financiers de certains experts avec le fabricant du vaccin… plusieurs facteurs ont brouillé la vue des décideurs au début de l'année 2007. « Nos responsables politiques n'ont pas forcément eu conscience de faire un pari à vingt ou trente ans. Il aurait fallu se projeter en 2030 en tenant compte des progrès de la médecine. Cela n'a pas été fait. Je défends les vaccins, mais pas les campagnes vaccinales qui partent, avec de bonnes intentions, sur de mauvaises, bases », regrette le pharmacologue Bernard Bégaud.

Si l'on admet qu'un vaccin efficace puisse avoir, sur un nombre limité de personnes, quelques tristes effets secondaires, l'argument pèse moins lourd pour un produit dont l'efficacité est discutée. C'est la question la plus pertinente posée par Océane Bourguignon à travers sa plainte.

Une interrogation d'autant plus cruciale que Sanofi Pasteur MSD se lance désormais à la conquête du marché des garçons, également porteurs des papillomavirus (qui peuvent causer de très rares cancers de l'anus et du pénis) et pour lesquels la vaccination est déjà recommandée aux États-Unis, au Canada et en Australie. Théoriquement possible en Europe, puisque l'autorisation de mise sur le marché ne comporte aucune précision de sexe, elle est actuellement à l'étude.

Principal argument du fabricant pour convaincre les autorités d'étendre la piqûre anti-HPV aux garçons : le développement de cancers de la gorge liés à ces virus. Début juin, au moment du Festival de Cannes, l'acteur américain Michael Douglas a fait sensation en déclarant au journal britannique *The Observer* que le « sexe oral », c'est-à-dire le « cunnilingus », avait causé la maladie qui l'a frappé en 2010. Deux mois de chimio et de radiothérapie, treize kilos perdus et une intense fatigue dus non pas à un excès d'alcool et de cigarettes, mais à des papillomavirus sexuellement transmissibles.

Dans la foulée de cette confession intime, le gynécologue Joseph Monsonego, proche de Sanofi Pasteur MSD, a prôné dans la presse en ligne la généralisation de la vaccination aux garçons. Selon lui, un tiers des cancers de la gorge, soit 1 200 cas par an en France, sont liés aux HPV. Deux fois sur trois, ils touchent des hommes.

Danger bien réel ou nouveau visage de l'opération marketing entamée en 2007 ? Pour Diane Harper, qui a piloté les essais cliniques aux États-Unis, « il n'y a que le profit qui compte : cancer du col de l'utérus, mais aussi du vagin, de l'anus, de la gorge… Les filles, puis les garçons ! En ciblant les deux sexes, le retour sur investissement sera meilleur ! En réalité, la vaccination ne devrait être qu'une option, un choix à faire après mûre réflexion. » Principal point à éclaircir, selon elle, la durée de protection offerte aux garçons : « Cette question n'a pas été suffisamment creusée dans les essais cliniques. »

Très favorable au Gardasil pour les filles, Didier Guillemot, chercheur à l'Institut Pasteur, estime nécessaire une réflexion approfondie avant d'encourager la vaccination des garçons : « Il faut d'abord s'assurer que ces cancers de la gorge touchent tous les hommes, et pas certains groupes plus à risques. »

À l'automne 2013, lors du dernier congrès Eurogin, la manifestation du docteur Monsonego, une annonce a retenu l'attention des chercheurs. Merck progresse dans la mise au point d'un nouveau vaccin ciblant neuf papillomavirus au lieu de quatre pour le Gardasil, preuve par l'absurde que son produit initial n'était pas efficace à 100 %.

Par ailleurs, un vaccin thérapeutique et non plus simplement préventif, inspiré du Gardasil et capable de soigner les femmes infectées par les virus 16 et 18, pourrait voir le jour à plus long terme. « Un vaccin anti-tumeurs de la gorge liées aux HPV marche chez les souris, confirme le virologue Laurent Bélec. La preuve de concept vient d'être faite par une équipe d'immunologistes de l'hôpital Pompidou. Au plan expérimental, c'est un progrès formidable ! »

Et si l'histoire du Gardasil n'était qu'un gigantesque malentendu, sur fond d'overdose marketing ? Ou comment un vaccin innovant, prometteur mais perfectible, faux graal contre le cancer, s'est transformé en vrai gouffre pour les finances publiques...

À travers leur plainte, Océane Bourguignon et ses parents espèrent susciter un large débat. S'ils avaient été avertis de la réelle efficacité du vaccin, rien ne dit qu'ils auraient renoncé à la piqûre. Mais leur décision aurait été éclairée.

Au-delà de son cas particulier, la jeune fille réclame une meilleure information des adolescentes : « Je me bats pour les plus jeunes. » Les Bourguignon n'ont pas un tempérament procédurier. « Si le labo avait reconnu le problème, si les effets secondaires des vaccins étaient mieux pris en compte, on aurait gardé notre peine pour nous », regrette le père. Tous trois unis dans la douleur et maintenant dans une lutte pour plus de transparence.

Table

Composition et mise en page

NORD COMPO
multimédia

Cet ouvrage a été imprimé
en janvier 2014 par

CPI
FIRMIN-DIDOT

27650 Mesnil-sur-l'Estrée
N° d'édition : L.01ELKN000488.N001
N° d'impression : 120443
Dépôt légal : février 2014

Imprimé en France